E. LESACHER & M.-A.-A. MARESCHAL

NOUVELLE BOTANIQUE
MÉDICALE

COMPRENANT LES PLANTES DES JARDINS ET DES CHAMPS
SUSCEPTIBLES D'ÊTRE EMPLOYÉES DANS L'ART DE GUÉRIR,
DE LEURS VERTUS ET DE LEURS DANGERS, D'APRÈS LES ANCIENS AUTEURS
ET LES AUTEURS MODERNES,

AVEC PLANCHES
dessinées et peintes d'après nature, puis chromo-lithographiées,

PAR

M.-A.-A. MARESCHAL

Planches entièrement inédites.

TOME TROISIÈME.

PARIS
LIBRAIRIE F. SIMON,
9, quai Voltaire, 9.

1880.

NOUVELLE BOTANIQUE

MÉDICALE.

E. LESACHER & M.-A.-A. MARESCHAL

NOUVELLE BOTANIQUE

MÉDICALE

COMPRENANT LES PLANTES DES JARDINS ET DES CHAMPS
SUSCEPTIBLES D'ÊTRE EMPLOYÉES DANS L'ART DE GUÉRIR,
DE LEURS VERTUS ET DE LEURS DANGERS, D'APRÈS LES ANCIENS AUTEURS
ET LES AUTEURS MODERNES,

AVEC PLANCHES
dessinées et peintes d'après nature, puis chromo-lithographiées,

PAR

M.-A.-A. MARESCHAL

Planches entièrement inédites.

TOME TROISIÈME.

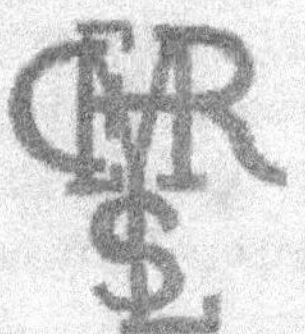

PARIS
LIBRAIRIE R. SIMON
9, quai Voltaire, 9.

1880

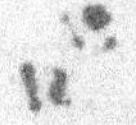

CAMOMILLE.

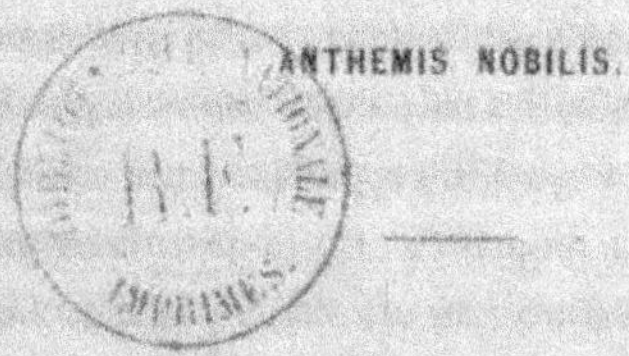

ANTHEMIS NOBILIS.

Famille des Composées.

Etym.: Du grec ANTHEMIS, petite fleur, fleuron.

Syn. vulg.: Camomille romaine, Camomille noble, Camomille odorante.

Plante vivace, herbacée, à souche un peu traçante. Tiges nombreuses, de 10 à 15 cent. de hauteur, étalées ou ascendantes, plus rarement dressées, simples ou rameuses, pubescentes ou velues. Feuilles composées de beaucoup de découpures linéaires courtes et pointues (pinnatiséquées). Fleurs blanches, en capitules solitaires sur de longs pédoncules velus ou blanchâtres. Involucre à folioles largement scarieuses, surtout supérieurement, disposées sur plusieurs rangs. Réceptacle oblong-conique. Fleurons hermaphrodites au centre;

demi-fleurons de la circonférence femelles, fertiles, à languette ovale. Akènes d'un jaune brunâtre.

Cette plante croît abondamment dans les pâturages secs, dans les terrains sablonneux, sur le bord des chemins et dans les allées des bois. C'est l'espèce la plus intéressante du genre auquel elle appartient, par son odeur balsamique et ses propriétés. On la cultive en grand dans quelques localités ; là ses fleurs doublent facilement, mais c'est au détriment de ses propriétés. Elles se cueillent en juin et juillet, et ce ne sont ni les plus belles, ni les plus grandes qu'il faut choisir, celles-ci étant moins odorantes que les plus petites et d'une couleur plus blanche. On choisit pour cette opération un temps sec. La dessiccation, faite avec soin, n'ôte rien des propriétés des capitules, dont l'odeur doit être franche et prononcée.

Les fleurs de Camomille ont une odeur fortement aromatique et pénétrante, leur saveur est amère. L'analyse chimique en a retiré un principe gommo-résineux, du tannin et du camphre. Elles fournissent en très-petite quantité une essence-fluide de couleur vert clair, que le temps ou la rectification font disparaître. Quelques auteurs ont décrit l'essence de Camomille comme épaisse et colorée en bleu ; c'est une erreur, cette coloration et cette consistance appartiennent à l'essence de la Matri-

caire-Camomille. Elles sont stimulantes, toniques, fébrifuges, antispasmodiques, emménagogues. On en fait
usage dans les langueurs d'estomac, le défaut d'appétit,
les digestions difficiles, les coliques venteuses, la dys-
pepsie, la diarrhée atonique, les fièvres intermittentes, etc.

Les propriétés fébrifuges étaient en usage dès la plus
haute antiquité. *Galien* nous apprend que les mages ou
sages de l'Egypte dédièrent cette plante au soleil à cause
de son efficacité contre les fièvres. *Dioscoride* en a fait
l'éloge. Depuis, tous les médecins ont donné la préférence à la poudre des fleurs sur toutes les autres préparations. Cette poudre, finement pulvérisée, était regardée
par quelques-uns comme aussi sûre que le Quinquina.
Ce fébrifuge était, du reste, assez familier aux Ecossais
et aux Irlandais. Cela ne veut pas dire que la CAMOMILLE
l'emporte sur le Quinquina, mais seulement cela prouve
que cette plante peut réussir dans des cas où ce dernier
se montre impuissant. C'est, du reste, l'avis d'un grand
nombre de praticiens.

Bien que la CAMOMILLE possède des propriétés réelles
et qu'elle exerce une action utile dans une foule de cas,
elle paraît tombée dans une sorte d'oubli. Cela tient
évidemment à ce que les propriétés de cette plante
varient suivant la forme que l'on donne au médicament;

ainsi la décoction, l'extrait, la conserve, la teinture, dit *Cazin*, sont particulièrement toniques; tandis que l'eau distillée, le sirop, l'infusion, sont plutôt excitants et antispasmodiques.

D'un autre côté, il faut reconnaître aussi que l'on confond souvent la Camomille romaine, à fleur double, avec la Matricaire, qui lui ressemble beaucoup.

On rencontre fréquemment dans les champs en friche, les lieux cultivés, le bord des chemins, l'*Anthemis cotula*, vulg. Maroute, Amouroche, Bouillot, Camomille puante, Camomille fétide, Chamaran, Herboula, Maroune, Œil-de-Vache, Queuneron. Cette espèce ressemble beaucoup à la précédente par ses propriétés physiques et médicales.

Son odeur est désagréable, sa saveur est amère. Elle est employée avec avantage dans les névroses et surtout dans la gastralgie, où elle est très-efficace.

Les feuilles, d'après *Duchesne*, teignent en jaune citron.

Dans le pays de Caux, on fait des balais avec les tiges sèches.

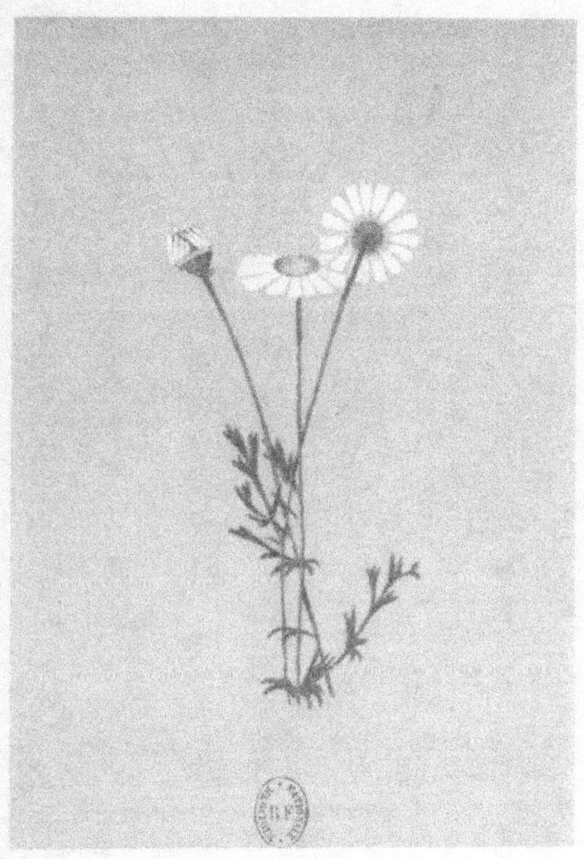

CAMOMILLE.

ANTHEMIS NOBILIS.

FOUGÈRE MALE.

POLYPODIUM FILIX MAS.

Famille des Fougères.

Etym. : La dénomination de POLYPODE, appliquée d'abord au seul POLYPODE commun, devenue ensuite nom générique, est composée de deux mots grecs qui signifient plusieurs pieds, dénomination que l'on appliquait à un POLYPODE marin, auquel notre POLYPODE a été comparé à cause de ses souches étalées, garnies d'un grand nombre de fibres noirâtres.

Depuis *Linné*, les botanistes modernes ont fait du *Polypodium filix mas*, un *Aspidium filix mas*, d'autres un *Polystichum filix mas*, un *Lastrea filix mas*, enfin un *Nephrodium filix mas*. Quoi d'étonnant qu'avec une pareille synonymie, les adeptes de la botanique deviennent de plus en plus rares. Par compensation, notre plante ne porte, que nous sachions, que le nom vulgaire de FOUGÈRE MALE.

La racine de cette plante est traçante, volumineuse, noueuse, chargée de larges poils squamiformes, scarieux, brunâtres. Les feuilles sont assez grandes, en touffe haute d'environ 40 à 80 cent., à pétiole court, recouvert de poils bruns scarieux, ovales, lancéolées, deux fois ailées ; folioles alternes, rapprochées les unes des autres, profondément pinnatifides, plus longues au milieu et diminuant à l'extrémité de la feuille jusqu'à ne produire qu'une pointe ; pinnule de ces folioles nombreuses, dentées, confluentes. Groupes des sporanges assez gros, peu nombreux, disposés dans chaque lobe sur deux lignes régulières ou un peu irrégulières, insérés vers la partie moyenne de la ramification intérieure des nervures secondaires. Indusium persistant, un peu coriace, à la fin assez largement débordé par les sporanges.

La Fougère male se rencontre communément le long des fossés, dans les chemins creux, les buissons, sur les rochers et dans les clairières des bois ; elle fructifie de juin à septembre. La racine est de couleur brune à l'extérieur, blanchâtre à l'intérieur. On peut la récolter en tout temps, mais il vaut mieux la recueillir dans l'été pour l'employer à l'état frais.

Des gens peu scrupuleux vendent souvent, sous le nom de Fougère male, les rhizomes de toutes les Fougères qui croissent dans nos campagnes. C'est une fraude des plus regrettable, car il ne suffit pas que des plantes

appartiennent à la même famille pour avoir les mêmes
propriétés, et si l'on administre un remède inerte dans
un cas urgent, on s'expose à perdre le seul temps pro-
pice pour une médication utile.

La racine de FOUGÈRE MALE est d'une saveur un peu
styptique, mais, à mesure qu'on la mâche, elle devient
douceâtre, légèrement aromatique, avec un arrière-
goût d'amertume, son odeur est un peu nauséeuse :
mais elle perd, en vieillissant, ses qualités physiques
ainsi que ses propriétés médicales. Elle contient, comme
les racines de toutes les autres FOUGÈRES, une certaine
quantité de mucilage, de l'acide gallique et du tannin.

La FOUGÈRE MALE a joui longtemps, chez les anciens,
d'une grande réputation anthelminthique. Elle était
particulièrement employée dans le traitement du ténia
ou ver solitaire. Délaissée ensuite pendant quelques
siècles, elle fut, par une bizarrerie singulière, rétablie
chez nous, à la suite de l'acquisition que fit le gouverne-
ment, vers la fin du siècle dernier, du prétendu remède
secret que possédait une dame Nouffer, veuve d'un chi-
rurgien suisse de ce nom. Ce remède se composait de
12 gr. de poudre de racine de FOUGÈRE, pardessus
lesquels on faisait avaler au malade un mélange de
Calomel (60 centig.), de Scammonée (60 à 75 centig.),
de Gomme gutte (25 à 40 centig.)

La FOUGÈRE MALE est considérée par la médecine populaire comme un de nos bons vermifuges. Dans les campagnes, on en fait un fréquent usage, et il est vrai que dans certaines circonstances elle s'est trouvée réellement efficace. On l'emploie ordinairement de la manière suivante :

En décoction (racine), 30 à 45 gr. par litre d'eau, à boire en une journée.

En pilules : extrait alcoolique, 1 à 2 gr. (racine macérée dans l'alcool), ou extrait résineux éthéré, 50 centig. à 1 gr. Très-efficace contre le ver solitaire.

En oléo-résine : 30 à 40 gouttes. Cette préparation chasse le bothryocéphale à anneaux larges et n'a point d'action contre le ténia commun.

En poudre : 8 à 16 gr. en deux ou trois doses.

La racine de FOUGÈRE MALE est encore employée comme apéritive, désobstruante et légèrement astringente.

Cette plante n'est pas seulement utilisée qu'en médecine : en Sibérie, on emploie sa racine à parfumer la bière, ce qui donne à cette dernière une odeur agréable et un goût de framboise.

« Neuf livres de feuilles sèches ont donné, dit *Roques*, « par la combustion, dix onces et demie de cendres qui « ont produit deux onces de carbonate de potasse. »

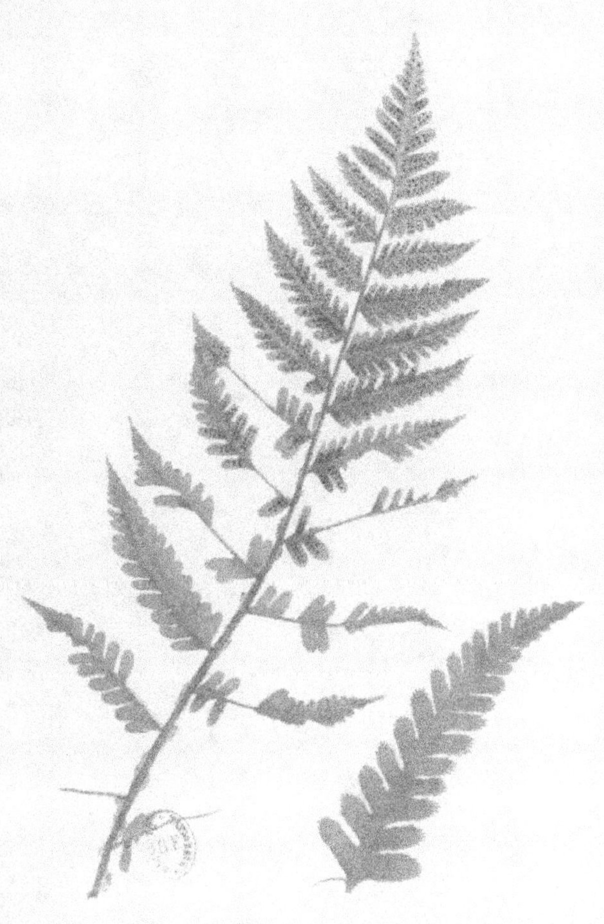

FOUGÈRE MALE.

POLYPODIUM FILIX MAS.

POLYPODE.

POLYPODIUM VULGARE.

Famille des Fougères.

Etym.: Du grec πολυς (beaucoup), pous, ποδος (pied).

Syn. vulg.: Arglisse-sauvage, Fougerolle, Polypode-de-Chêne, Réglisse-des-Bois, Fougère-dorée.

Plante à rhizome traçant, un peu charnu, chargé de poils brunâtres. Feuilles persistant pendant l'hiver, de 20 à 50 cent. de longueur. Longuement pétiolées, pinnatipartites, à lobes alternes, oblongs, lancéolés, obtus, presque entiers ou finement dentés, un peu confluents à la base. Groupe de sporanges assez gros, disposés sur deux rangs parallèles à la nervure moyenne du lobe de la feuille.

Cette plante, qui se trouve assez communément sur les vieux murs humides, au pied des arbres, sur les rochers, dans les lieux ombragés, et parfois sur les maisons couvertes en chaume, offre une décoration rustique très-agréable, surtout lorsque, dominant les tapis de mousse, elle étale, au revers de ses feuilles, sa fructification en beaux disques dorés.

Les propriétés de ce POLYPODE, vraies ou supposées, ont été énoncées par les anciens, répétées par les modernes avec quelques modifications, employées avec un certain enthousiasme pendant quelque temps, puis à peu près rejetées. Les uns lui ont attribué la vertu d'exciter les évacuations, d'expulser la bile et la pituite; *Galien*, au contraire, lui accordait une vertu dessicative; *Dodoens* l'a vantée contre la goutte vague; d'autres en ont fait usage contre la colique; ce qui nous paraît vrai, c'est que les racines du POLYPODE ont une vertu adoucissante et légèrement résolutive dans les affections catarrhales pulmonaires. Les paysans, dit *Cazin*, lui reconnaissent cette propriété par tradition, et l'emploient avec succès pour se débarrasser des toux chroniques, et des vieux rhumes.

La décoction des racines est amère et douceâtre, mais l'ébullition ne doit pas être trop prolongée, autrement elle produirait une amertume insupportable. La plante entière, administrée à forte dose, excite dans le canal intestinal une irritation modérée.

On a cru longtemps que le POLYPODE qui croît sur le chêne était plus énergique que celui qui pousse entre les fentes des rochers ; cette opinion, selon *Hoefer*, n'aurait point été confirmée par l'expérience.

La racide de POLYPODE entre dans la composition du *Catholicum*, de l'électuaire de *Psyllio*, dans l'extrait panchimagogue d'Hartmann, dans les pilules tartarées de Quercetan, et dans beaucoup d'autres composés appartenant au bagage de l'ancienne pharmacie.

L'inconstance des effets du POLYPODE l'ont fait abandonner de nos jours pour des substances plus actives et plus modernes, mais il n'en est pas moins vrai que tous les vieux auteurs praticiens sont d'accord sur le compte de cette plante, et ne lui ont certainement pas prêté les propriétés pour lesquelles ils la recommandaient, sans que l'expérience ne leur ait enseigné l'utilité de son multiple emploi.

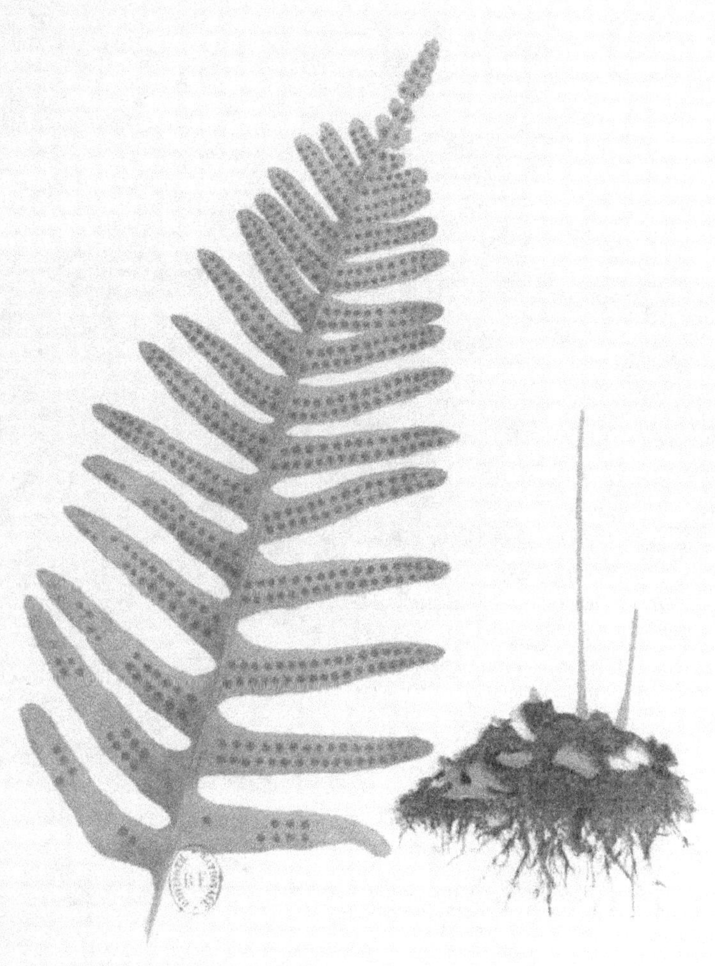

POLYPODE.

POLYPODIUM VULGARE.

VERGE-D'OR.

SOLIDAGO VIRGA-AUREA.

___

Famille des Composées.

Etym.: De SOLIDARE (souder).

Syn. vulg.: Grande-Verge-dorée, Herbe-des-Juifs, Verge-dorée.

Plante vivace, herbacée, de 40 à 80 cent. de hauteur. Tige dressée, raide, un peu anguleuse, simple, donnant naissance supérieurement aux rameaux de l'inflores- rence, glabre ou légèrement pubescente. Feuilles infé- rieures ovales-oblongues, dentées, atténuées en pétiole ; les supérieures sessiles, moins grandes, lancéolées. Fleurs d'un beau jaune, radiées, disposées en un long épi formé de grappes axillaires. Involucre à folioles imbriquées, fleurons de la circonférence femelles, ligulés ; fleurons du centre hermaphrodites, tubuleux. Semence à aigrette simple, courte.

C'est au milieu des bois taillis, des prés secs, des clairières des forêts que croît en abondance la Verge-d'Or commune. Ses grappes de belles fleurs jaunes, souvent très-touffues, étalent dans ces localités cette parure si simple, si touchante, qu'il n'appartient, dit *Hoefer*, qu'à la nature de donner à ses productions, quand elles ne portent point, comme dans nos jardins, la livrée du luxe. Cette plante fleurit de juillet à septembre ; on ne doit point attendre qu'elle soit trop épanouie pour la récolter, car alors les pétales tombent, se dispersent en séchant, et il ne reste plus qu'un calice ligneux qui n'est bon à rien.

La Verge-d'Or est inodore, à moins qu'on ne l'écrase. Sa saveur est légèrement amère et un peu astringente. Elle était employée autrefois dans les flux muqueux et sanguins, ainsi que dans la gravelle, l'hydropisie et les obstructions, mais aujourd'hui elle est presque inusitée, bien qu'elle ne soit pas tout-à-fait dépourvue de propriétés.

Dans la médecine populaire, malgré le discrédit où cette plante paraît être tombée, on continue à faire usage de ses sommités fleuries, en infusion, en guise de Thé, ou dans les tisanes et décoctions vulnéraires ou apéritives.

La dose est de 15 à 60 gr. par litre d'eau.

Un praticien, qui a laissé un nom dans la science, a prétendu qu'il tirait de grands avantages de la Verge-d'Or, non-seulement contre la gravelle, mais encore contre la pierre déjà formée. Il faisait prendre chaque matin, aux malades atteints de cette affection, un verre de vin blanc dans lequel infusait, depuis la veille, une cuillerée à café de Verge-d'Or desséchée et grossièrement pulvérisée.

Ce remède, qui est de la plus grande simplicité, peut être essayé sans inconvénient.

Les chirurgiens allemands emploient la Verge-d'Or contre les fistules ou les blessures intérieures, et font usage de sa décoction en gargarisme pour guérir les ulcères de la bouche et raffermir les dents.

Cette plante se trouve en grande quantité dans les vulnéraires suisses.

Les feuilles et les fleurs peuvent teindre en jaune.

On cultive fréquemment, dans les jardins, le *Solidago canadensis*, vulg. *Gerbe-d'Or*, originaire de l'Amérique du Nord ; il se reconnaît à ses feuilles lancéolées-acuminées, souvent presque entières, à ses capitules très-petits, disposés en grappes unilatérales, étalées, arquées, rameuses, effilées, rapprochées en vaste panicule feuillée. Cette plante se naturalise souvent dans le voisinage des habitations.

Elle ne paraît pas usitée en médecine.

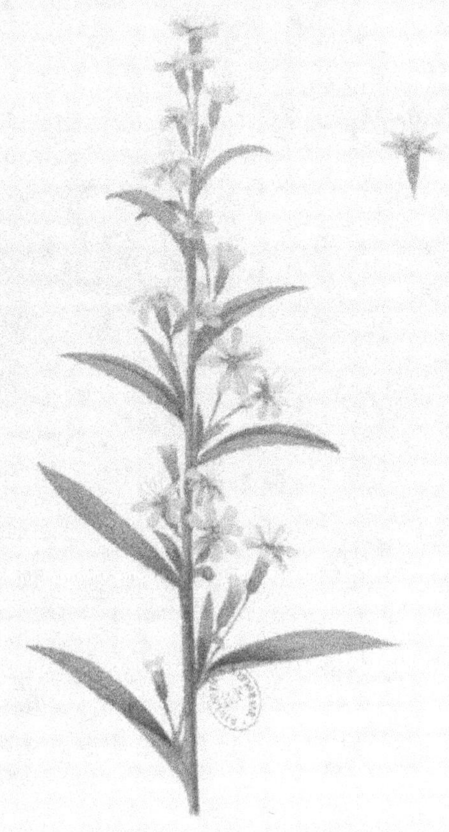

VERGE-D'OR.

SOLIDAGO VIRGA-AUREA.

ARISTOLOCHE.

ARISTOLOCHIA CLEMATIS.

Famille des Aristolochiées.

Etym. : Du grec ARISTOS (excellent), LOCHEIA (lochie).

Syn. vulg. : Aristoloche-commune, Aristoloche-des-Vignes, Aristoloche-vulgaire, Brigbog, Guillebaude, Poison-de-la-Terre, Poirier, Pommerasse, Ratalie, Ratelaire, Rateline, Sarrazine.

Plante vivace, herbacée, de 40 à 80 cent. Racine rampante ou profondément traçante, longue, fusiforme, de la grosseur d'une plume d'oie. Tiges dressées, anguleuses, simples, glabres. Feuilles alternes, glabres, assez amples, coriaces, veinées-réticulées, ovales triangulaires, cordées à la base. Fleurs jaunâtres, brièvement

pédiculées et disposées par 3-6 à l'aisselle des feuilles. Calice en forme de corolle, tenant lieu de cette enveloppe florale, et dont le tube est soudé avec l'ovaire dans sa partie inférieure, un peu renflée, et qui s'élargit au sommet en se déjetant en une languette unilatérale allongée. Étamines 6, anthères sessiles, soudées au style par leur dos dans toute leur longueur. Capsule grosse, pyriforme, pendante.

Cette plante se rencontre dans les vignes, les haies, les buissons, les lisières des bois et aux lieux incultes, où elle fleurit de mai à septembre.

La racine de l'ARISTOLOCHE a une odeur forte, désagréable, une saveur âcre, amère, un peu nauséeuse, qui annonce des vertus puissantes. Elle est sudorifique, détersive, vulnéraire et emménagogue.

Très-employée dans l'antiquité par *Dioscoride*, *Hippocrate* et *Galien*, comme excitante, sa réputation paraît s'être perpétuée d'âge en âge jusqu'à nos jours dans certaines contrées méridionales, où malgré le discrédit dans lequel elle paraît actuellement tombée, elle est encore un remède populaire pour exciter les menstrues ou les lochies supprimées.

Elle a été vantée comme fébrifuge, anti-goutteuse, on l'a conseillée dans l'aménorrhée, la chlorose, l'asthme humide, la fièvre intermittente. Appliquée extérieurement, elle déterge les ulcères sordides. Toutes ces propriétés paraissent avoir été constatées par les observations spéciales de quelques praticiens. Aussi est-on étonné, dit *Gilibert*, qu'une plante aussi énergique soit abandonnée. Cela tient d'abord à son énergie même, qui peut devenir très-dangereuse dans des mains inexpérimentées, car *Orfila* a fait périr des chiens en leur en donnant 1 à 2 gr., et ensuite à son action thérapeutique, qui est mal déterminée.

L'ARISTOLOCHE, depuis *Galien*, a été renommée pour guérir la goutte. Les uns l'ont employée seule, les autres l'ont mêlée avec la Gentiane et le Teucrium chamœdrys (petit chêne) et en ont composé des poudres anti-goutteuses, dont la plus célèbre est la *poudre du duc de Portland* (*); mais si cette poudre est réellement puissante, elle n'est pas non plus sans de sérieux inconvénients, car il paraît que souvent elle a remplacé la

---

(*) Composition de la *poudre du duc de Portland* :

Petite Centaurée, 4 gr.; racine de Gentiane, Aristoloche, feuilles de Germandrée et d'Ivette, de chaque, 2 gr. La dose est de 4 gr. par jour, pendant trois mois; de 3 gr. pendant trois autres mois, de 2 gr. pendant six mois, enfin de 2 gr. tous les deux jours pendant la seconde année.

goutte par d'autres maladies chroniques plus ou moins graves, d'où il suit qu'il vaut mieux s'abstenir.

La racine d'Aristoloche s'emploie encore en infusion, à la dose de 12 à 15 gr. par litre d'eau. Cette infusion, édulcorée avec du miel, favorise la menstruation et fait couler plus librement les urines. Elle soulagerait aussi les vieux goutteux et les asthmatiques.

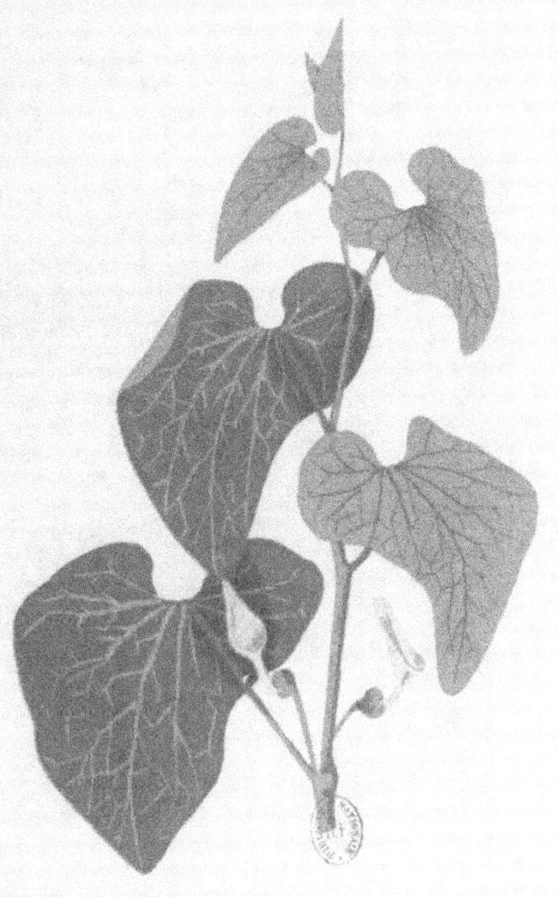

ARISTOLOCHE.

ARISTOLOCHIA CLEMATIS.

—

ARMOISE.

ARTEMISIA VULGARIS.

—

Famille des Composées.

Etym.: Voir plus bas.

Syn. vulg.: Armoise-commune, Herbe-de-la-Saint-Jean, Herbe-
à-cent-goûts, Ceinture-de-la-Saint-Jean, Couronne-de-Saint-
Jean, Fleur-de-Saint-Jean, Remise.

Plante vivace, herbacée, de 1 m. 50 cent. de hauteur.
Tiges dressées, rameuses supérieurement, d'un vert
blanchâtre, légèrement pubescentes. Feuilles glabres
et d'un vert sombre en dessus, blanches tomenteuses
en dessous, pinnatifides, à folioles lancéolées au haut
de la tige, les florales linéaires. Fleurs en capitules
ordinairement très-petits, très-nombreux, disposés en

épis axillaires, formant une panicule longue et étroite au bout de chaque rameau. Fleurons jaunes. Graines (akènes) cylindriques-obovales couronnées par un disque et dépourvues d'aigrette.

L'Armoise se rencontre sur le bord des chemins, le long des haies, des buissons, des cimetières et dans les lieux incultes, où elle fleurit de juillet à octobre. On la récolte avant la floraison et l'on doit choisir la plante croissant dans les lieux secs, parce que c'est là qu'elle jouit de toutes ses propriétés. Elle est moins active dans les jardins et dans les terrains gras et humides. Son odeur est légèrement aromatique et sa saveur un peu amère.

Cette plante est à juste titre regardée comme stimulante, tonique, emménagogue et antispasmodique. Sa réputation médicale est fondée sur des titres aussi anciens que multipliés. Elle fut employée pour la première fois, disent les uns, par la célèbre *Artémise*, femme de Mausole, roi de Carie, qui lui donna son nom. D'autres pensent, au contraire, que le mot *Artemisia* est dérivé de *Artemis* (Diane), patrone des vierges, à cause de l'emploi principal de l'Armoise commune.

Malgré son antique renommée, l'Armoise est rarement employée par les médecins ; c'est peut-être, comme le fait remarquer *A. Bossu*, que le peuple en parle trop souvent. S'il est certain, dit le même auteur, que ses effets ne répondent pas ordinairement à ce qu'on en attend pour remédier à la suppression ou au retard des règles, non plus qu'aux espérances de ceux qui ont en vue un emploi coupable et clandestin dans le cas de grossesse illégitime, il serait contraire à la vérité et aux faits révélés par l'observation de lui refuser toute action emménagogue.

La racine d'Armoise a été employée contre l'épilepsie. On prétend en avoir obtenu des avantages réels dans cette maladie. On donne, dans ce cas, la racine en poudre, à la dose de 4 gr.

On fait usage extérieurement de la plante entière, comme vulnéraire et détersive.

Dans certaines contrées, on emploie, dit-on, l'Armoise comme plante potagère. On en farcit la volaille et surtout les oies, dont elle rendrait la chair plus tendre et plus savoureuse.

L'Armoise se prend en infusion, à la dose de 10 à 30 gr. par litre d'eau bouillante. On ajoute souvent du sirop de Cannelle ou de Menthe.

L'infusion vineuse, même dose, dans du vin blanc.

Poudre (plante sèche), 4 gr. dans du miel ou du vin.

Pour fumigations : 60 à 100 gr. par litre d'eau bouillante, dont on dirige la vapeur sur les organes.

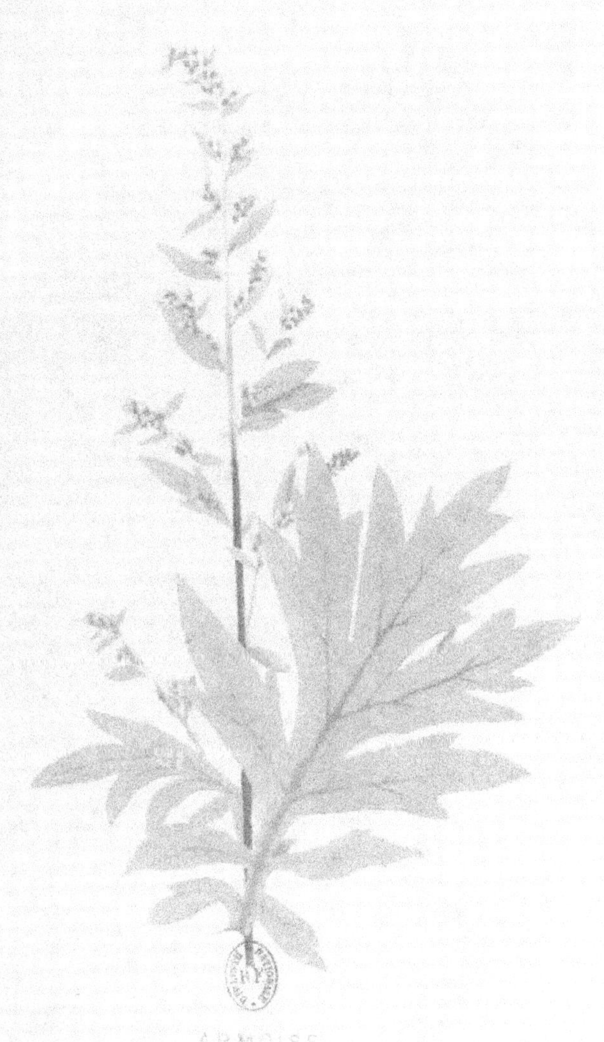

ARMOISE.
ARTEMISIA VULGARIS.

HIÈBLE.

SAMBUCUS EBULUS.

Famille des Caprifoliacées.

Etym. : Le mot SAMBUCUS vient de SAMBUCA, instrument de musique qu'on croit avoir été fabriqué avec du bois de Sureau.

Syn. vulg. : Petit-Sureau, Sureau-Hièble, Eble, Enble, Sureau-en-Herbe, Yièble.

Plante vivace, herbacée, s'élevant à plus d'un mètre de hauteur. Tiges robustes, dressées, cannelées, glabres. Feuilles glabres, opposées, composées de 5-11 segments très-brièvement pétiolés, oblongs-lancéolés, finement dentés, stipules inégales, foliacées. Fleurs blanches, quelquefois rougeâtres en dehors, à odeur d'amande amère, disposées en cîme ou en une sorte d'ombelle ample et touffue. Calice à 5 lobes très-petits. Corolle rotacée, à limbe étalé. Etamines 5, à filets indivis. Fruits noirs, luisants.

L'Hièble croît dans les terrains gras et frais, sur le bord des rivières, dans les prés et les fossés humides. Il fleurit de juin en août et fructifie en septembre-octobre. Il est, dit-on, l'indice d'un bon terrain.

Cette plante appartient au même genre que le Sureau à fruits noirs *(Sambucus nigra)* que tout le monde connaît et avec lequel elle a une grande ressemblance. Leurs propriétés sont les mêmes, mais elles paraissent plus énergiques dans l'Hièble, c'est pourquoi il faut mettre beaucoup de prudence dans l'emploi de ce dernier.

L'Hièble, dont la racine, l'écorce, les feuilles, les baies et les semences sont utilisées en médecine, exhale une odeur vireuse très-fétide. Une saveur amère, âcre, désagréable, caractérise toutes ses parties, excepté les fruits dont le goût est amer et acidulé. L'écorce verte est toutefois la partie la plus amère et la plus âcre de la plante ; elle renferme une matière extractive qui jouit de la même qualité. Les fleurs contiennent une huile essentielle d'une odeur flagrante. Le suc des baies recèle une belle couleur pourpre et les semences fournissent par la simple expression une certaine quantité d'huile fixe.

Toutes les parties de l'Hièble produisent sur l'orga-nisme une excitation plus ou moins remarquable, qui se manifeste dans l'appareil digestif par le vomissement et la purgation, sur les voies urinaires par la secrétion d'une grande quantité d'urine, sur le système exhalant par l'augmentation de la transpiration.

Quelques auteurs ont prétendu que dans l'Hièble, chaque partie de la plante jouit de vertus différentes. C'est là, dit *Cazin*, une de ces erreurs, comme tant d'autres, que l'observation et l'expérience détruisent chaque jour. Chaque partie de la plante a une activité plus ou moins grande, selon que les principes qu'elle contient sont plus ou moins rapprochés, mais toutes exercent sur l'économie des effets analogues. C'est ainsi que les fleurs, en infusion dans l'eau, sont béchiques, diaphorétiques, expectorantes, et le suc de ces mêmes fleurs, à la dose de 4 à 8 gr., offre un purgatif analogue aux follicules de Séné, par son action sur le tube intestinal. Le rob de baies d'HIÈBLE, c'est-à-dire le suc dépuré ou épaissi, étendu dans une grande quantité d'eau chaude, produit l'effet diaphorétique, tandis que, administré d'une manière plus concentrée, il agit sur les intestins et provoque la purgation.

L'HIÈBLE, quoique connu dès la plus haute antiquité, ne paraît pas avoir été assez étudié, cependant il peut être d'une grande utilité dans la médecine rurale, aussi nous semble-t-il, à ce point de vue, mériter toute l'attention des praticiens.

Dioscoride et *Galien* lui reconnaissaient une vertu dessiccative et résolutive. Les Romains employaient les baies de l'Hièble, surtout dans les grandes cérémonies, pour peindre le visage des dieux, ainsi que nous l'apprend Virgile, au sujet du dieu Pan. (Eglog. x, v. 26.)

Matthiole faisait usage de la plante contre une foule de maladies.

Chomel nous donne la recette d'un onguent qu'il considérait excellent contre la goutte, dont voici la composition : « Prenez 2 livres de feuilles d'Hièble fraîches, pilez-les, faites-les bouillir dans une livre de beurre de mai, jusqu'à ce que l'herbe soit sèche et grésillée, et passez-les avec expression ; conservez pour frictions. »

La racine ou écorce s'emploie à la dose de 15 à 30 gr. par litre d'eau ou de vin blanc. Elle agit comme diurétique ou comme purgative, selon les doses, et est efficace dans l'anasarque et les autres hydropisies.

Le suc de la racine ou de l'écorce, 10 à 30 gr., selon l'effet que l'on veut produire.

Les feuilles s'emploient le plus souvent à l'extérieur, en cataplasmes, sur les engorgements articulaires, glanduleux, les entorses, les contusions, pour en amener la résolution.

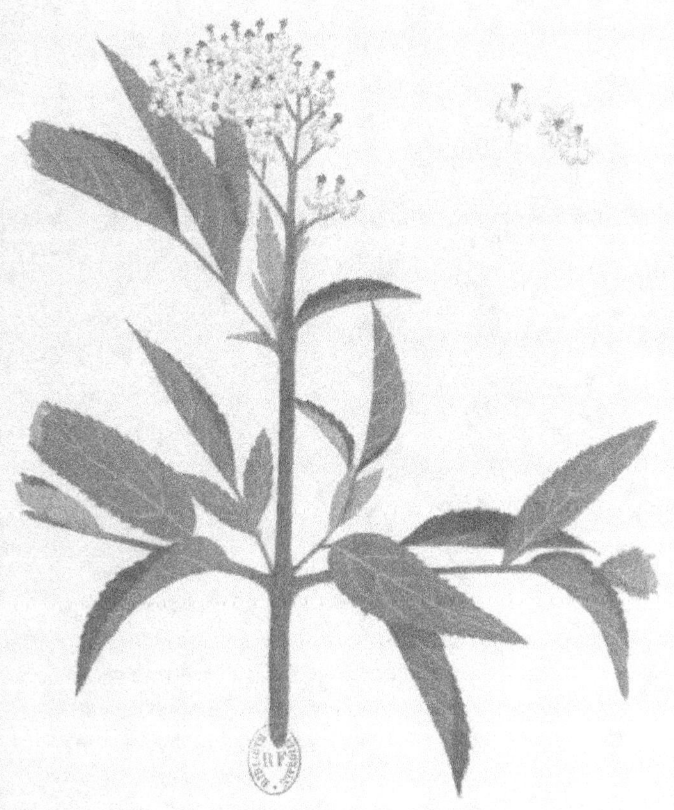

HIÈBLE.

SAMBUCUS EBULUS.

GUIMAUVE.

ALTHŒA OFFICINALIS.

Famille des Malvacées.

Etym.:

Syn. vulg.: Althée, Mauve blanche

Plante vivace de 1 mètre à 1 mètre et demi de hauteur, à racine pivotante épaisse. Tiges dressées, pubescentes ou cotonneuses. Feuilles molles et comme veloutées, ovales, anguleuses sublobées, tronquées ou à peine cordées à la base, crénelées à crénelures inégales. Fleurs blanchâtres ou rosées, ordinairement fasciculées à l'aisselle des feuilles, rapprochées au sommet des tiges et des rameaux. Calice à 5 divisions, muni d'un calicule à 6-9 folioles étroites. Corolle à 5 pétales cachant entièrement le pistil. Étamines monadelphes, à anthères pourpres au milieu desquelles se trouve le pistil. Fruit déprimé, orbiculaire, composé de carpelles nombreux.

La Guimauve est généralement cultivée comme plante médicinale. Souvent naturalisée autour des villages, dans les haies et les endroits humides. Elle fleurit de juin à août.

La Guimauve est inodore, elle contient une matière gommeuse abondante, de l'amidon, de l'albumine, de la matière colorante jaune, du sucre cristallisable, une huile fixe et beaucoup de mucilage. C'est une plante adoucissante au suprême degré, aussi jouit-elle d'une réputation universelle, qu'elle n'est pas destinée à perdre. Elle est d'un emploi journalier, à l'intérieur, dans toutes les inflammations aiguës, telles que la toux, les catarrhes des bronches, de la vessie, de l'urètre, ainsi que dans la diarrhée, la dyssenterie, etc.; à l'extérieur, contre les raideurs musculaires, les phlegmons, les ulcères enflammés, les dartres vives, etc.

On se sert des fleurs, des feuilles et de la racine.

On les récolte, savoir : la racine au mois de septembre, et on ne doit arracher que celle qui a atteint sa deuxième année, on sépare les morceaux de leur épiderme, on les coupe en fragments pour les faire sécher. Les feuilles se récoltent au mois de juin, avant la floraison ; elles ne perdent pas de leurs qualités par la dessiccation, mais elles sont moins mucilagineuses que les racines. Les fleurs sont les parties de la plante les moins riches en mucilage, elles se cueillent en juillet.

L'infusion des racines se prépare à la dose de 4 à 12 gr. pour un demi-litre d'eau ; — des fleurs, mêmes doses, pour tisanes.

La décoction de la racine et des feuilles, 30 à 60 gr. par litre d'eau, pour bains, lotions, fomentations, injections.

La racine de GUIMAUVE sert encore à favoriser la dentition des enfants, à qui on la donne à mâcher. Ce moyen convient beaucoup mieux que les corps durs que l'on a coutume d'employer en pareil cas.

La GUIMAUVE est une vieille plante dont *Pline, Dioscoride, Galien*, etc., faisaient grand cas.

On cultive dans les jardins l'*Althæa rosea*. Vulg. Rose

Tremière, Guimauve rose Tremière, Bourdon de Saint-Jacques. Cette plante se reconnaît à ses tiges de 1-2 mètres, robustes, dressées, velues, à ses fleurs très-amples, rouges, jaunes ou blanches, quelquefois pourpres ou panachées. Elle peut être employée aux mêmes usages que la précédente.

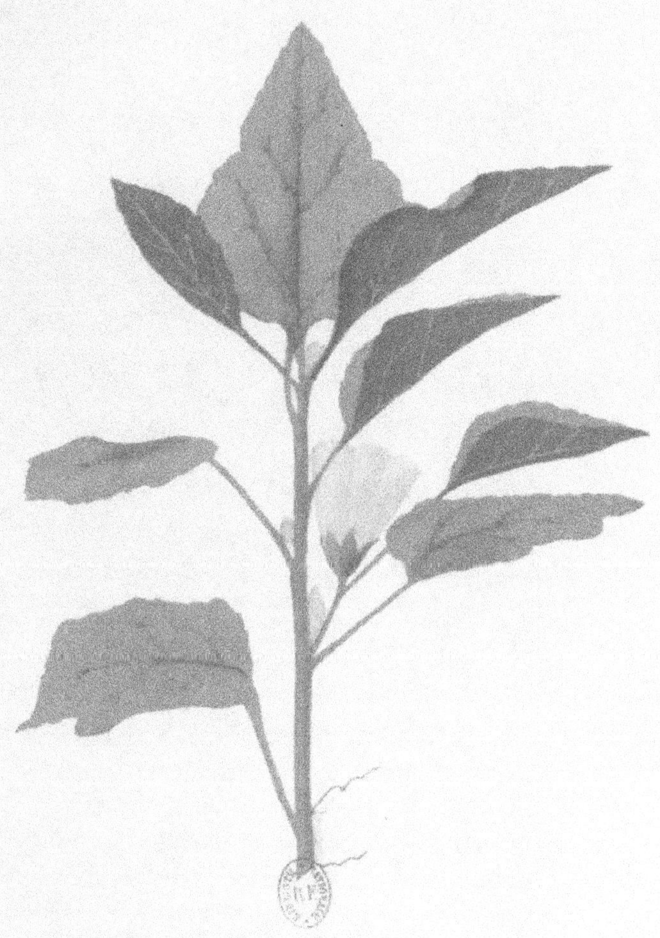

GUIMAUVE.

ALTHÆA OFFICINALIS.

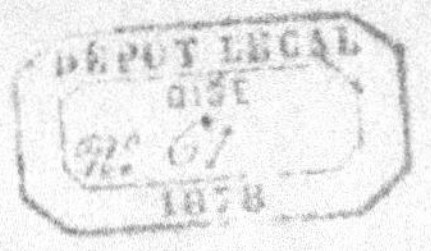

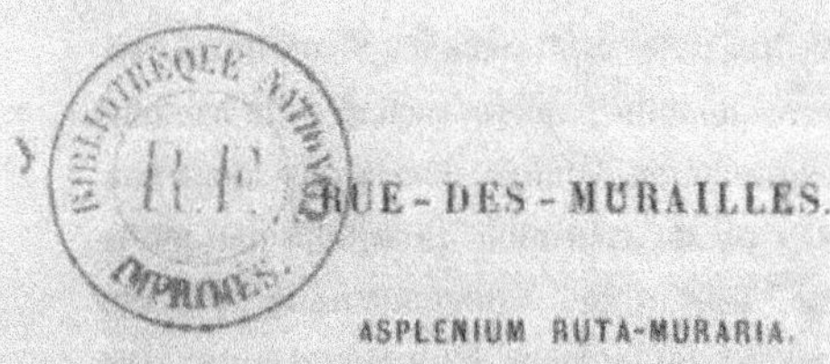

RUE-DES-MURAILLES.

ASPLENIUM RUTA-MURARIA.

Famille des Fougères.

Etym.: Du grec ASPLÉNION, contraire à la rate, à cause des propriétés jadis attribuées à cette plante (*Hoefer*).

Syn. vulg.: Sauve-Vie, Doradille-des-Murs, Doradille-des-Murailles, Capillaire blanc.

Plante à souche cespiteuse. Feuilles ordinairement nombreuses, en touffe, de 5 à 10 cent., glabres, à pétiole vert ordinairement plus long que la partie qui porte les segments, épaisses, un peu coriaces, cunéiformes, lobées, incisées, ayant 2 ou 3 lignes de fructification très-petites.

La Rue-des-Murailles croît dans les vieux murs, les joints de pierres de taille, sur les rochers, elle fructifie pendant presque toute l'année. Considérée dans son feuillage, cette plante ressemble presque à une petite espèce de rue. Telle a été, évidemment, la première idée qui a frappé les anciens observateurs qui, par cette raison, lui ont donné le nom de Rue-des-Murailles ; on y a ajouté celui de *Sauve-Vie,* sans doute dans la persuasion où l'on était de son efficacité dans certaines maladies.

Si les anciens ont mentionné cette espèce dans leurs écrits, ils l'ont fait en termes si obscurs qu'il n'est guère possible de la reconnaître. Cependant *Matthiole,* qui l'a figurée dans ses commentaires, la rapporte au *Paronychia* de *Dioscoride* et nous la donne avec un dessin assez ressemblant sous le nom de *Ruta parietum.*

Brunfeld et *Fuchs* l'appellent *Saxifraga* (perce-pierre), à cause sans doute de son lieu natal, et fondés sur ce préjugé qu'elle devait en conséquence être favorable dans les maladies de la vessie. D'autres ont cru y reconnaître l'*Adiantum album* de *Pline. Lebouc* l'appelle *Capellus veneris,* tandis qu'elle est désignée sous le nom de *Salvia vita* ou *Ruta muraria* dans *Lobel* et *Daléchamp,* mais la plupart de ceux qui en ont parlé lui ont appliqué le nom de *Ruta muraria,* de ce nombre sont

J. Baùhin, Tournefort, etc. *Morison* la nomme *Filicula petræa, Foliis rutaceis.* Malgré le nom imposant de *Sauve-Vie*, donné à cette plante, ses propriétés se bornent aujourd'hui à celles des autres Capillaires, parmi lesquelles on veut bien, en faveur de sa première réputation, lui accorder un rang distingué.

La Rue-des-Murailles est inodore. La racine est légèrement astringente. Les feuilles ont une saveur acerbe, quelque peu astringente et douceâtre.

Cette plante est fort peu usitée, si ce n'est par la médecine populaire.

On s'en servait autrefois contre la toux, l'asthme, la jaunisse, la pleurésie, et pour exciter les urines et dissiper la gravelle.

Matthiole assure que la poudre de Rue-des-Murailles, prise pendant quarante jours, guérit parfaitement les descentes des enfants.

Chomel assure également que l'infusion ou le sirop de cette plante est un excellent remède pour les maladies de poitrine, qu'il en a vu de très-bons effets, mais ces bons vieux auteurs sont traités de crédules, nous ne savons pas trop pourquoi, par les modernes, qui paraissent ajouter peu de confiance à leurs remèdes.

Quoiqu'il en soit, comme nous sommes *partisans des simples*, nous croyons devoir dire à ceux qui feront usage de la RUE-DES-MURAILLES, ou de toute autre espèce de Fougère, qu'ils devront, pour en tirer tous les principes médicamenteux, non pas seulement faire infuser la plante, mais la faire bouillir pendant assez longtemps. Ainsi on en met une poignée dans un litre d'eau portée à l'ébullition, on laisse bouillir 10 à 15 minutes, on décante et l'on sucre.

Le sirop se fait comme tous les sirops, mais avec une décoction beaucoup plus concentrée, c'est-à-dire beaucoup plus chargée de substance et tenue plus longtemps à l'état d'ébullition.

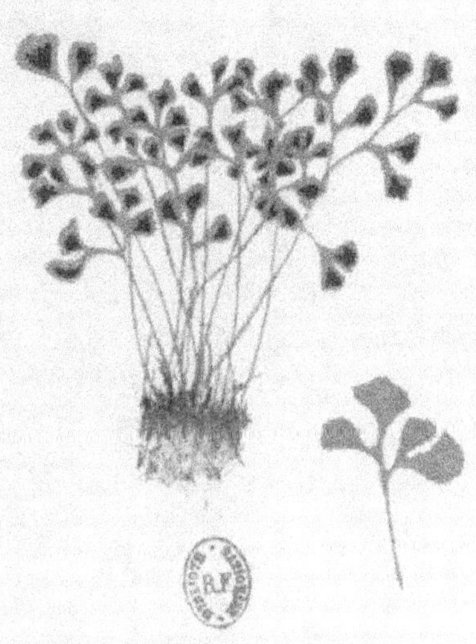

RUE-DE-MURAILLE.

ASPLENIUM RUTA MURARIA.

VULNÉRAIRE.

ANTHYLLIS VULNERARIA.

Famille des Papilionacées.

Etym. : Son nom spécifique lui vient des propriétés qu'on lui
attribue.

Syn. vulg. : Vulnéraire-des-Paysans, Trèfle jaune, Anthyllide.

Plante vivace de 20 à 40 cent. Tiges herbacées, dressées, ascendantes ou étalées, simples, plus rarement
rameuses. Feuilles inférieures à folioles oblongues, la
terminale beaucoup plus ample, quelquefois réduites à
cette foliole terminale par l'avortement des folioles

latérales ; les supérieures à folioles plus étroites, presque égales entre elles. Fleurs jaunes, quelquefois rougeâtres en têtes, multiflores, souvent géminées. Corolle dépassant peu le calice. Calice tubuleux renflé, à dents inégales. Etamines monadelphes. Style courbé ascendant. Légume monosperme, renfermé dans le tube du calice.

La VULNÉRAIRE se rencontre sur les pelouses sèches, sur les côteaux arides, sablonneux ou pierreux. Elle fleurit de mai à juillet.

Toute cette plante est employée comme vulnéraire, à l'extérieur, contre les contusions. C'est un remède populaire dans quelques localités, pour la cicatrisation des plaies.

Galien considérait l'*Anthyllis* comme détersif et fort propre à souder les plaies et les ulcères.

Bien que son usage remonte à une haute antiquité, cette plante paraît aujourd'hui peu usitée dans nos contrées, cela tient sans doute à ce qu'elle y est peu abondante.

La VULNÉRAIRE entre dans le *Vulnéraire suisse*. Voici la composition de ce dernier : Sanicle, Bugle, Pervenche, Verge-d'Or, Véronique, Pyrole, Pied-de-Chat, Pied-de-Lion, Langue-de-Cerf, Armoise, Pulmonaire, Brunelle, Bétoine, Verveine, Scrophulaire, Aigremoine, petite Centaurée, Menthe, Piloselle et Capillaire.

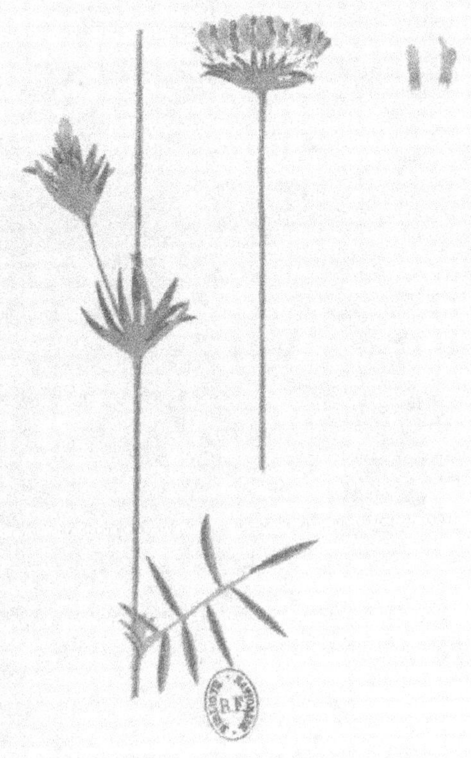

VULNÉRAIRE.

ANTHYLLIS VULNERARIA.

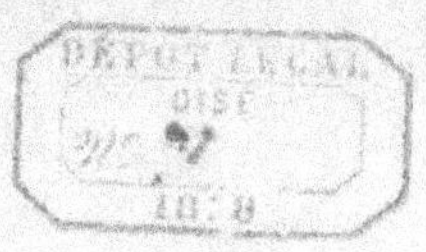

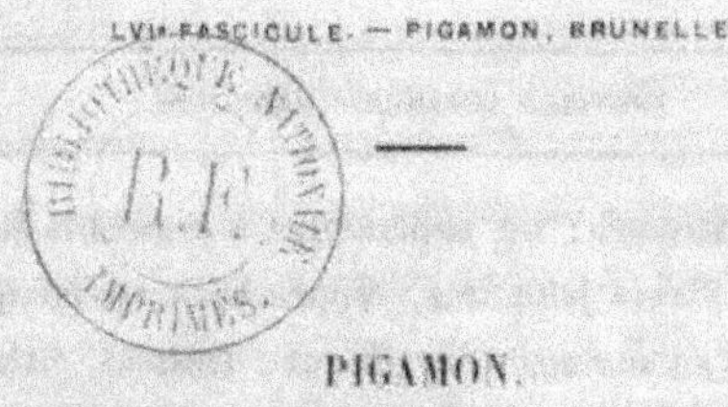

PIGAMON

THALICTRUM FLAVUM.

Famille des Renonculacées.

Etym.: THALICTRUM, du grec THALLEIN (verdir), et ICTAR (vite).
(*A. Bossu.*)

Syn. vulg.: Fausse-Rhubarbe, Pied-de-Milan, Rhubarbe-des-Pauvres, Rhubarbe-des-Paysans, Rue-des-Prés, Thalictron commun, Pigamon jaune.

Plante herbacée, vivace, à souche émettant de longs rhizômes ou rejets horizontaux. Tiges de 60 à 1 m. 50, dressées, sillonnées. Feuilles alternes, tripinnatiséquées, à segments obovales ou oblongs, cunéiformes entiers, ou 2-3 lobés aigus ou obtus, d'un vert pâle à la face inférieure ; les supérieures à segments étroits linéaires. Fleurs jaunâtres, rapprochées en bouquets compactes au sommet des rameaux, dressées. Calice à 4, plus rarement 5 sépales colorés, caducs, dépassés par les étamines. Corolle nulle. Étamines nombreuses. Carpelles ovoïdes ou ovoïdes-subglobuleux, style court persistant.

Le PIGAMON est commun dans les prairies tourbeuses ou marécageuses, sur le bord des eaux et dans les endroits humides ombragés, où il fleurit de juin à juillet.

La racine, qui est la partie de la plante la plus employée, est inodore, d'une saveur douce mêlée de quelque amertume, ayant une certaine analogie avec celle de la Rhubarbe. Elle est, comme cette dernière, purgative, mais à plus forte dose. Les feuilles sont laxatives. Cette plante a encore été regardée comme diurétique, apéritive, et on l'a prescrite dans l'ictère, les embarras chroniques des viscères abdominaux.

Tournefort, célèbre botaniste qui vivait au xviie siècle, dont nous avons déjà cité le nom, a vanté la décoction de la racine de PIGAMON comme un excellent remède contre la diarrhée et la dyssenterie.

Boerhaave indique cette racine comme purgative à la dose de 30 à 60 gr.

Il a suffi à quelques auteurs de signaler cet emploi contradictoire de la racine de PIGAMON pour en conclure qu'elle ne mérite aucune confiance. Mais comme le fait remarquer M. le Dʳ Jules *Massé :* « Il est des flux san-« guins et des gardes-robes multipliées qui tiennent « à un état saburral, c'est-à-dire à l'encrassement du « tube digestif. Purgez alors, nettoyez, balayez, et « vous avez immédiatement raison de la maladie diar-« rhéique ou dyssentérique. C'est probablement de cette « façon qu'a réussi la décoction de la racine de PIGAMON. »

Quoiqu'il en soit, M. le Dʳ *Cazin*, qui s'est occupé tout spécialement de la pharmacie des pauvres et des médicaments qui peuvent être utilisés à la campagne, dont l'autorité ne saurait être contestée, a écrit : « J'ai « employé la décoction des racines de PIGAMON à la dose « de 25 gr. sur 500 gr. d'eau ; elle a toujours provoqué « de trois à cinq ou six selles sans douleurs, sans « coliques manifestes. C'est un purgatif doux qui doit « trouver son application, et une application fort utile, « dans la médecine rurale, c'est-à-dire dans la méde-« cine faite à la campagne. »

Au point de vue industriel, les racines de PIGAMON ont été quelquefois employées pour teindre les laines en jaune.

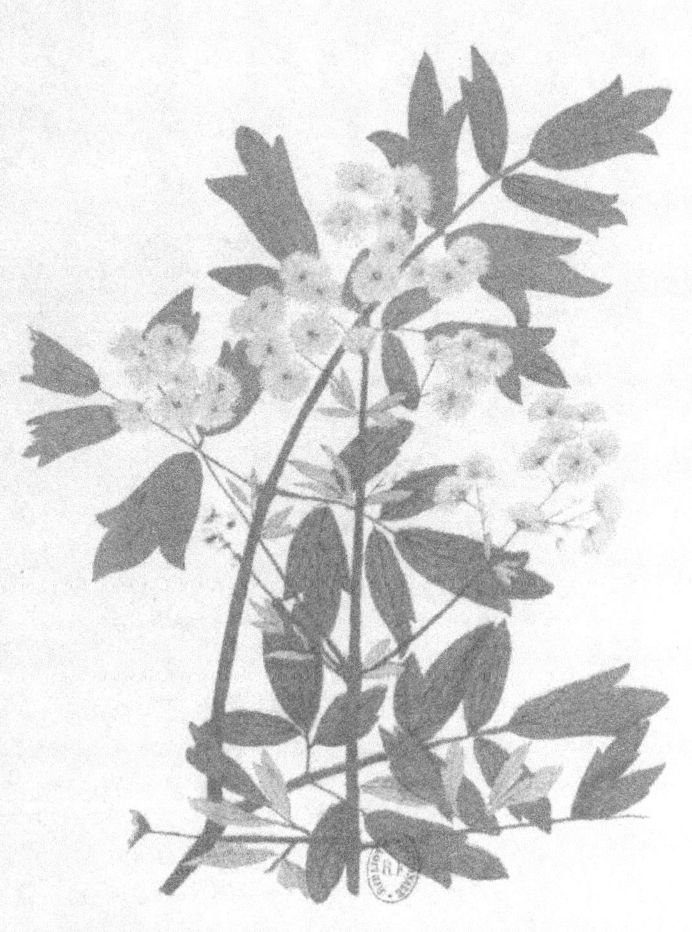

PIGAMON.

THALICTRUM FLAVUM.

BRUNELLE.

BRUNELLA VULGARIS.

Famille des Labiées.

Etym.: Selon *A. Bossu*, de l'allemand BRENNE, maladie de la
bouche que cette plante guérirait.

Syn. vulg.: Prunelle, Bonnerette, Brunette, Charbonnière,
Petite-Consoude, Petite-Consyre.

Plante vivace, herbacée, de 15 à 40 cent. de hauteur. Tiges solitaires un peu nombreuses, couchées,
puis ascendantes, simples, plus rarement rameuses,
pubescentes un peu rudes. Feuilles opposées, pétiolées,
ovales, entières, sinuées dentées, un peu velues en
dessous. Fleurs d'un bleu violet ou d'un blanc jaunâtre,

plus rarement roses, en glomérules opposées 2-4 flores, rapprochés en épis terminaux compactes, naissant à l'aisselle de bractées très-amples suborbiculaires-acuminées, souvent colorées. Calice ordinairement coloré, glabre ou un peu hérissé ; à deux lèvres dont l'inférieure est bidentée, la supérieure tridentée, plus large. Corolle bilabiée, à lèvre supérieure entière, dentée, concave, recourbée sur l'entrée du tube, l'inférieure trilobée et penchée sur le calice. Étamines 4. Graines lisses et glabres.

Cette plante est commune dans les prairies, les pâturages, sur les pelouses, au bord des chemins et sur la lisière des bois, où elle fleurit de juillet en août. On la récolte dans le mois de juin.

La Brunelle est à peu près sans odeur. Son suc a une saveur styptique et amère. Elle est vulnéraire, astringente et détersive. Sa décoction noircit par les sels de fer. Elle était regardée par les anciens comme un vulnéraire précieux. C'est, dit *Chomel*, un baume naturel qui arrête le sang et réunit les plaies ; aussi les gens de la campagne l'appliquent-ils sur les blessures après l'avoir écrasée. C'est pour cela que quelques-uns l'appellent *Herbe-au-Charpentier*, nom qu'on attribue indistinctement à la Millefeuille, à la Sanicle et à quelques autres plantes astringentes.

On en faisait autrefois usage dans les pertes de sang, les flux intestinaux, etc., ainsi que dans les gargarismes détersifs. On a prétendu que cette herbe, mangée en salade, faisait disparaître les paquets hémorrhoïdaux et les accidents qu'ils occasionnent. *Cazin* rapporte une observation qui vient à l'appui de cette opinion. Il est facile d'essayer de ce moyen.

Les Allemands se servent, en guise de gargarisme, de la décoction de la Brunelle, dans laquelle ils mettent un peu de nitrate de potasse, mêlé de sulfate de potasse, pour les ulcères de la bouche, du palais et du gosier, ainsi que pour les plaies des gencives. C'est un remède qui leur est familier.

La Brunelle s'emploie en décoction, à la dose de 30 à 60 gr. par kilog. d'eau.

Le suc exprimé de ses feuilles, de 60 à 90 gr.

Chomel recommande la plante bouillie dans du vin, avec autant de Véronique, contre les pertes de sang.

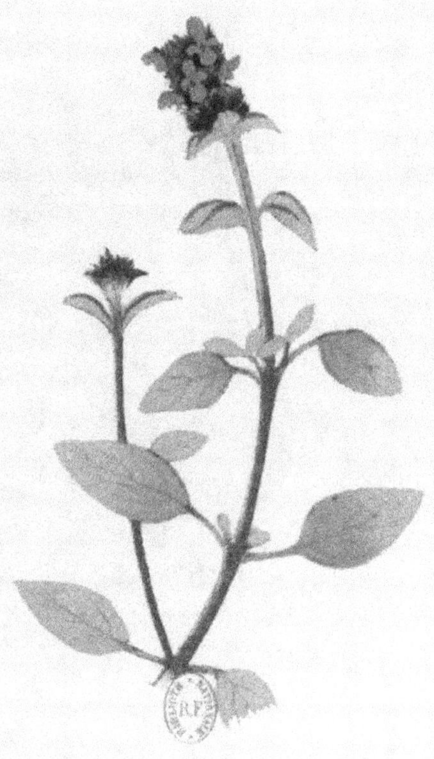

BRUNELLE.

BRUNELLA VULGARIS.

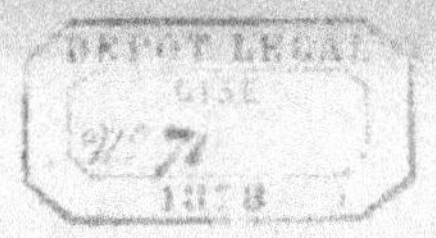

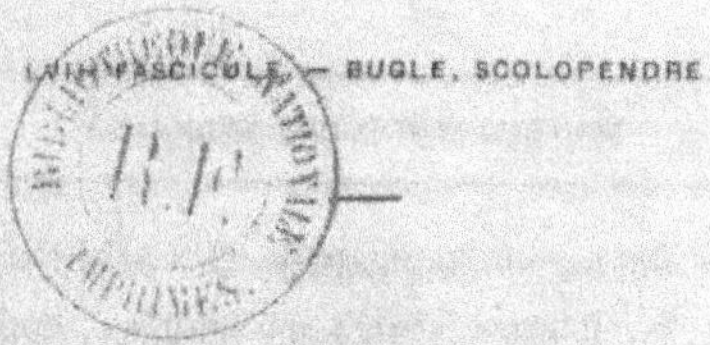

BUGLE.

AJUGA REPTANS.

Famille des Labiées.

Etym. : Inconnue.

Syn. vulg. : Consoude-moyenne, Petite-Consoude, Consyre-moyenne, Herbe-de-Saint-Laurent, La Bugle-velue, La Bugle-des-Boutiques, La Bugle-rampante, La Traînasse.

Plante vivace, émettant de longs rejets stériles, couchés, souvent radicants. Tige florifère solitaire, de 15 à 20 cent., dressée, simple. Feuilles opposées presque glabres ou finement pubescentes, oblongues, obovales; les radicales atténuées en long pétiole, ordinairement disposées en rosette persistante ; les caulinaires sub-sessiles ; les florales vertes ou colorées, entières ou légèrement sinuées. Fleurs bleues, à lobes de la lèvre inférieure présentant à la base deux stries parallèles blanches, plus rarement roses ou blanches, en glomérules pluriflores disposés en un épi terminal feuillé. Calice à 5 divisions presque égales. Etamines 4. Graines situées au fond du calice.

La Bugle se rencontre dans les bois, les lieux ombragés, les taillis, les pâturages humides. Elle fleurit en mai-juin. Cette plante doit se récolter pendant le mois de mai ; les feuilles et les sommités fleuries ne paraissent rien perdre de leurs propriétés par la dessiccation.

La Bugle est inodore, sa saveur est légèrement acerbe et amère, les anciens lui attribuaient les plus grandes propriétés vulnéraires et astringentes, ils l'avaient surnommée la Petite Consoude (*Consolida minor*), parce qu'ils prétendaient qu'elle avait la vertu d'arrêter les hémorrhagies et de souder les plaies. De là l'origine de ce vieux dicton :

> Avec la Bugle et la Sanicle
> On fait au chirurgien la nique.

Cette plante est aujourd'hui à peu près inusitée. La médecine populaire continue seule à en faire usage, notamment en gargarisme contre les maux de gorge, les inflammations de la bouche et les ulcères de la langue.

Elle est employée en décoction, à la dose de 30 à 60 gr. par kilog. d'eau, édulcorée avec du miel.

Le suc exprimé, 60 à 90 gr.

La Bugle entre dans la composition de l'Eau vulnéraire, appelée aussi *Eau d'arquebusade*, dont tout le monde connaît l'usage.

On fait dans les campagnes, avec cette plante, la Scabieuse et la Sanicle, bouillies dans du saindoux, un onguent que l'on donne comme excellent pour les plaies.

Les Italiens mangent les pousses et les jeunes feuilles en salade.

Avec le sulfate de fer, la Bugle rampante teint le coton en brun. *(Duchesne.)*

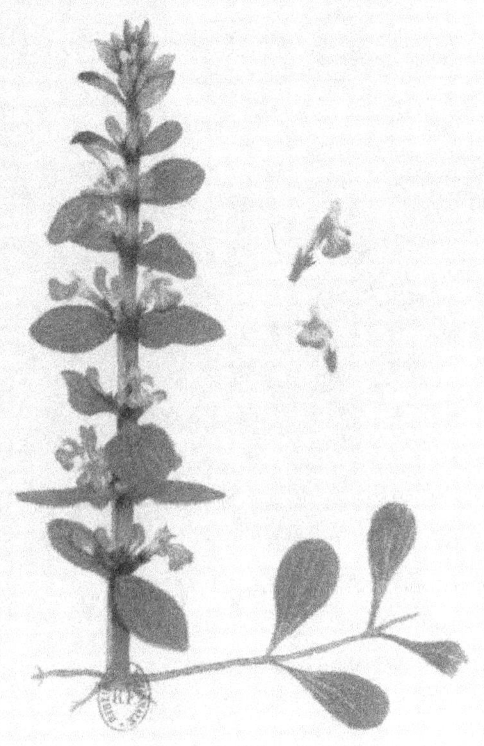

BUGLE.

AJUGA REPTANS.

—

SCOLOPENDRE.

SCOLOPENDRIUM OFFICINALE.

—

Famille des Fougères.

Etym.: Les noms vulgaires qui lui ont été donnés lui viennent
de la forme de ses feuilles ou des propriétés médicales qu'on
lui suppose.

Syn. vulg.: Langue-de-Cerf, Langue-de-Bœuf, La Doradille-
Scolopendre, Herbe-à-la-Rate

Plante vivace à souche cespiteuse, souvent surmontée
des débris des feuilles détruites. Feuilles disposées en
touffe, de 3-6 décim. assez longuement pétiolées, un
peu fermes, glabres, d'un beau vert et luisantes en
dessus, oblongues lancéolées aiguës, un peu rétrécies

dans leur partie inférieure, inégalement cordées à la base, à oreillettes obtuses, ramifications des nervures secondaires renflées au sommet et n'atteignant pas le bord de la feuille.

La Scolopendre se trouve sur les vieilles murailles, dans les puits, les fentes des rochers humides. On la récolte au commencement de l'automne, pour la sécher et la conserver. Elle peut être employée verte ou sèche.

Ses propriétés ont été recommandées comme vermifuges, pectorales et désobstruantes. On la croyait propre surtout à *fondre* les engorgements du foie et de la rate, ainsi que l'indique le nom du genre *(Asplenium)* auquel elle a longtemps appartenu. Selon *Dioscoride*, l'*Asplenium* détruit les obstructions du foie et de la rate, dissipe la jaunisse. Aussi *Chomel* n'a pas manqué de classer notre Scolopendre parmi les plantes essentiellement hépatiques, apéritives et fondantes. Suivant cet auteur, elle serait encore vulnéraire et détersive appliquée sur les ulcères et les plaies. Béchique, employée contre les catarrhes et dans les maladies de poitrine, à la condition d'en faire un usage soutenu.

Malgré son antique réputation, la Scolopendre est à peu près dédaignée de nos jours. Ses qualités physiques ne consistent, en effet, que dans une faible stypticité et dans un léger arôme. C'est, dit *Cazin*, une de ces plantes qui ont plus d'effet sur la transpiration, la sécrétion de l'urine, etc., par l'action de la chaleur et de l'eau qui leur servent d'excipient, que par leurs propriétés.

On l'emploie en infusion ou en décoction, à la dose de 10 à 25 feuilles par litre d'eau ou de lait.

La SCOLOPENDRE entre dans le mélange appelé Vulnéraire Suisse.

On cultive quelquefois une sous-variété de la SCOLOPENDRE (*s.-v. Crispum*) à feuilles ondulées et souvent plus ou moins profondément incisées-lobées.

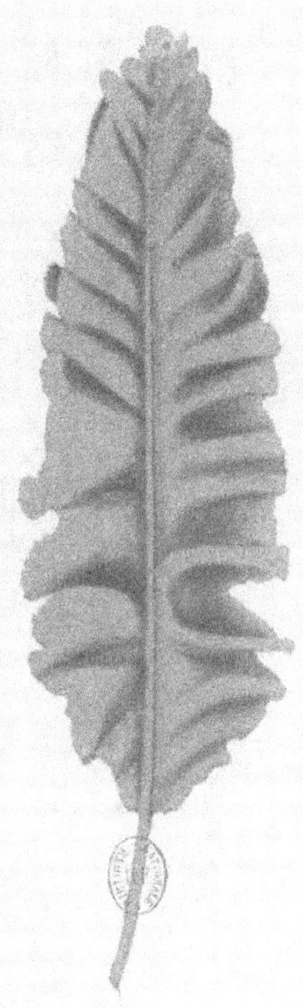

SCOLOPENDRE.

SCOLOPENDRIUM OFFICINALE.

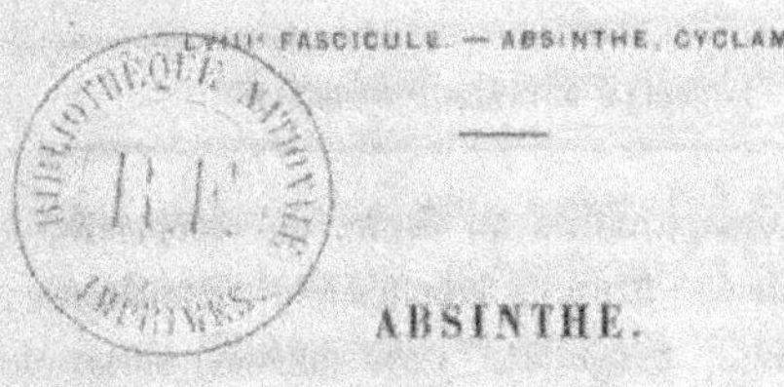

ABSINTHE.

ARTEMISIA ABSINTHIUM.

Famille des Composées.

Etym. : Du grec ABSINTHION, sorte d'herbe amère.

Syn. vulg. : Absin-menu, Absinthe-commune, Absinthe-vul-
gaire, Armoise amère, Aluíne, Aluyne, Alvine, Grande-
Absinthe, Herbe-sainte, Herbe-aux-Vers.

Plante herbacée, vivace, haute de 50 à 90 cent.
Tiges dressées, rameuses supérieurement, pubescentes,
soyeuses, blanchâtres. Feuilles soyeuses sur les deux
faces, blanches, argentées en-dessous, bi-tripinnatiséquées, à segments lancéolés ordinairement obtus ; les
caulinaires pétiolées, non auriculées. Fleurs disposées
en capitules subglobuleux, petits, pendants, jaunes,
disposés en épis axillaires, dont la réunion forme une
panicule allongée pyramidale. Involucre tomenteux,
composé de bractées ou folioles imbriquées, obtuses.

Fleurons hermaphrodites au centre du réceptacle, à corolle tubuleuse; fleurons femelles à la circonférence, à corolle grêle, irrégulière. Fruit (akènes) sortes de graines sans aigrette et sans rebord membraneux.

L'ABSINTHE est originaire des régions tempérées de l'Europe. On la cultive dans les jardins. Elle est quelquefois subspontanée dans le voisinage des habitations. Fleurit de juillet à septembre. Cette plante est employée depuis un temps immémorial. Les anciens en faisaient l'emblème de la santé. On suppose que c'est l'*absinthion* d'*Hippocrate* et de *Dioscoride*.

L'ABSINTHE est très-odorante, d'une odeur forte et pénétrante, sa saveur est amère et aromatique. L'analyse chimique y a signalé, entre autres principes, une huile verte, un extrait et une résine, tous trois d'un goût très-amer.

C'est une de nos plantes indigènes les plus précieuses, qui est généralement considérée comme tonique, stomachique, fébrifuge, anthelminthique et emménagogue. On peut, dit *Ant. Bossu*, l'employer : « 1° pour exciter l'appétit, faciliter les digestions, combattre les dyspepsies nerveuses, les leucorrhées et les diarrhées chroniques, tonifier le système général ; 2° pour combattre les fièvres intermittentes, soit en prévenant les accès, soit en en suspendant le cours, soit en dissipant leurs

effets, lesquels consistent, comme l'on sait, dans l'engorgement de la rate, la bouffissure et la pâleur des tis-
sus, etc.; 3° l'ABSINTHE convient aux enfants soupçonnés
d'affection vermineuse, surtout lorsqu'ils sont en même
temps anémiques, chlorotiques, étiolés ; 4° enfin, elle
est propre à favoriser l'apparition des règles chez les
femmes dont le système utérin languit, ou qui sont
pâles et sans énergie vitale. »

L'ABSINTHE se prépare de la manière suivante : Infusion vineuse à froid, 30 à 50 gr. par litre de vin blanc ou
rouge pour l'intérieur, comme tonique, fébrifuge ou
vermifuge, que l'on prend par cuillerées à bouche.
Cette préparation peut remplacer, chez les pauvres, le
vin de Quinquina, pour combattre les fièvres intermittentes et les effets des intoxications marécageuses ; elle
convient aussi aux convalescents dont les forces ont
été épuisées, soit par la maladie, soit par des méthodes
débilitantes. C'est le remède des vieux goutteux et des
enfants tourmentés par les vers.

Poudre, 1 à 4 gr., comme fébrifuge ;

Extrait, de 2 à 4 gr., en pilules ou potion.

A l'extérieur, l'ABSINTHE s'emploie en décoction, pour
fomentations, lotions, etc.

Seule ou additionnée de sel marin, la décoction est
un excellent antiseptique des plaies et ulcères, qu'elle

assainit et cicatrise promptement lorsque son action locale est favorisée par un traitement général approprié et une hygiène convenable.

Dans les campagnes, on prépare quelquefois un cataplasme, en faisant bouillir l'ABSINTHE dans du lait avec quelques gousses d'ail, que l'on applique sur le ventre des enfants tourmentés par les vers.

C'est avec différentes espèces d'ABSINTHE des Alpes que l'on prépare la liqueur nommée *Crême d'Absinthe* ou *Absinthe suisse;* on y ajoute, pour l'aromatiser, de l'Angélique et de la Badiane. Cette liqueur ne renferme que le principe excitant de l'ABSINTHE, l'huile essentielle, qui agit à peu près à la manière des poisons narcotico-âcres. Ce qui en fait surtout le danger, c'est l'alcool qui en est la base et les sophistications qu'on lui fait subir. Aussi l'excès accidentel de cette boisson cause-t-il une excitation générale accompagnée de soif et de chaleur à l'estomac, tandis que son abus prolongé occasionne la stupeur, l'hébétude, des hallucinations, l'affaiblissement de l'intelligence et enfin un abrutissement complet.

On cultive également dans les jardins l'ABSINTHE PONTIQUE (*Artemisia Pontica*), vulg. appelée Petite-Absinthe, Absinthe-romaine, Serkis. Cette espèce est originaire des bords de la mer Noire.

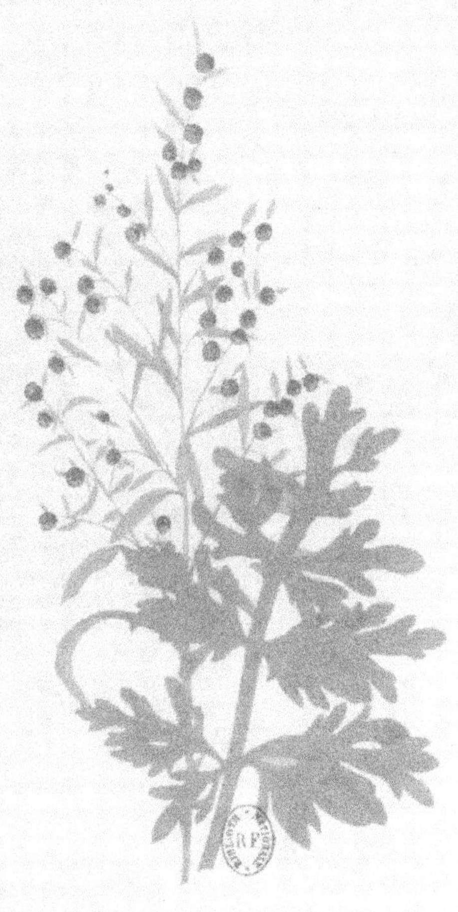

ABSINTHE

ARTEMISIA ABSINTHIUM

———

CYCLAME.

CYCLAMEN EUROPŒUM.

———

Famille des Primulacées.

Etym.: Du grec KUKLOS (cercle), allusion à la forme arrondie
des feuilles.

Syn. vulg.: Cyclame-d'Europe, Pain-de-Pourceau, Arthanise,
Coquette, Rave-de-Terre, Marron-de-Cochon.

Plante vivace, à souche ou racine charnue, en forme
de tubercule épais, arrondi, noirâtre en dehors, garni
de fibres fort menues. Tige nulle. Feuilles toutes radicales, épaisses, ovales-arrondies, cordées à la base,
entières, tachées de blanc en dessus, rougeâtres en
dessous, glabres, portées sur de longs pétioles émanant

du centre de la racine. Fleurs blanches, purpurines ou violettes, solitaires et penchées sur des pédoncules radicaux de 10 à 12 cent. de long. Calice à cinq divisions pointues. Corolle monopétale, dont le tube, court, a son orifice tourné en bas, et dont les cinq lobes sont refractés de manière à ce que leur extrémité pointue regarde en haut. Étamines 5. Après la floraison et à mesure que les fruits mûrissent, le pédoncule se roule en spirale, descend vers la terre et y implante les capsules.

Le Cyclame est cultivé dans notre région, mais il se trouve à l'état spontané dans les bois et les montagnes du midi de la France. La racine est la partie employée, elle est sans odeur, sa saveur est âcre, brûlante, un peu amère, par la dessiccation, elle perd, comme le manioc, toute son âcreté, et la torréfaction lui donne un goût mucilagineux. C'est, à l'état frais, un drastique violent qui produit sur les sujets les plus robustes des superpurgations, des selles sanguinolentes, des gastro-entérites, et chez les femmes enceintes, dit-on, l'avortement. Il est donc important d'abandonner l'usage interne d'un médicament aussi violent, surtout à cause de son action, qui n'a point été suffisamment étudiée jusqu'à ce jour, et de ses effets, qui varient selon le degré de dessiccation de la plante.

On emploie extérieurement les racines bouillies en cataplasmes qui, appliqués sur le ventre, font, dit-on, sortir les vers intestinaux ou, tout au moins, provoquent des évacuations alvines.

La racine de CYCLAME est la base de l'onguent d'*Arthanita*, que l'on appliquait autrefois sur le bas-ventre des enfants, comme purgatif et vermifuge.

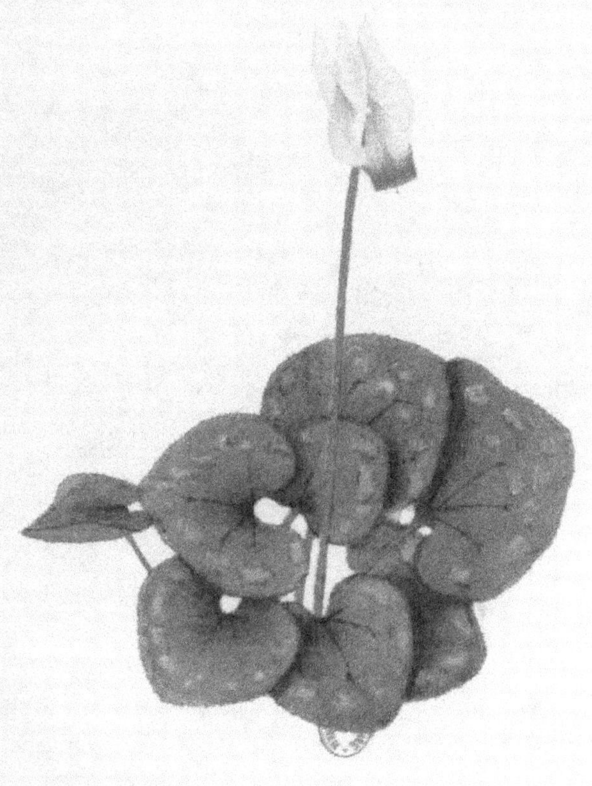

CYCLAME.

CYCLAMEN EUROPÆUM.

PULMONAIRE.

PULMONARIA OFFICINALIS.

Famille des Borraginées.

Etym.: Du lat. PULMO (poumon), à cause des taches des feuilles comparées à celles d'un poumon.

Syn. vulg.: Herbe-aux-Poumons, Herbe-de-Cœur, Herbe-au-Lait-de-Notre-Dame, Pulmonaire-des-Bois, Grande-Pulmonaire, Pulmonaire-d'Italie, Sauge-de-Bethléem, Sauge-de-Jérusalem.

Plante vivace à souche épaisse, donnant naissance à de longues fibres. Tiges de 20 à 40 cent., dressées ou ascendantes, simples, donnant naissance supérieurement aux rameaux de l'inflorescence, très-velues. Feuilles ovales, oblongues ou lancéolées, marquées de taches ou plaques blanchâtres, surtout en vieillissant ; les radicales disposées en fascicules ou en rosettes atténuées en pétiole ; les caulinaires sessiles, semi-amplexicaules, toutes velues. Fleurs d'abord roses, puis violettes et enfin bleues, réunies plusieurs ensemble, au haut de la tige, par de courts pédoncules. Calice à 5 divisions. Corolle assez grande, infundibuliforme, à gorge dépourvue d'appendices, à 5 lobes. 5 étamines. Nucules noires, luisantes.

La PULMONAIRE croît dans les clairières des bois, dans les buissons. Elle est fréquemment cultivée dans les jardins, où elle fleurit d'avril à juin. L'époque la plus favorable pour la récolter est celle de la floraison. Séchée, elle devient noirâtre, fragile, un peu plus astringente ; tandis que verte, elle est mucilagineuse et émolliente, distinction qu'il ne faut pas oublier.

Cette plante est inodore ; son suc est mucilagineux, légèrement astringent, il contient du nitrate de potasse. Jadis vantée dans les maladies de poitrine, elle était, dit *Matthiole*, « fort singulière aux ulcères des poumons et crachements de sang. » Ses propriétés sont aujourd'hui peu usitées. Elles sont même niées par certains auteurs. Mais les campagnards n'en persistent pas moins à avoir une foi robuste dans ses qualités médicinales. « Ils composent, dit *Cazin*, avec de la

Pulmonaire, du chou rouge, quelques oignons blancs, du mou de veau et une suffisante quantité de sucre candi, un bouillon que j'ai moi-même employé avec beaucoup de succès dans les affections de poitrine, surtout quand elles sont accompagnées d'un état fébrile, de difficulté d'expectorer, d'irritation bronchique, de douleurs, etc. »

Extérieurement, on emploie les feuilles de Pulmonaire en cataplasme pour les blessures.

Quoiqu'il en soit des opinions émises sur la valeur de la Pulmonaire, il est certain que l'on prépare avec les fleurs et les feuilles vertes une excellente décoction pectorale et adoucissante (50 à 100 gr. par kilog. d'eau).

Dans certaines contrées du Nord, on la cultive comme plante potagère. Par la combustion, la Pulmonaire donne un septième de son poids de cendres très-amères et abondantes en potasse.

Les chèvres, les moutons, quelquefois les vaches mangent cette plante ; les chevaux et les cochons n'en veulent pas.

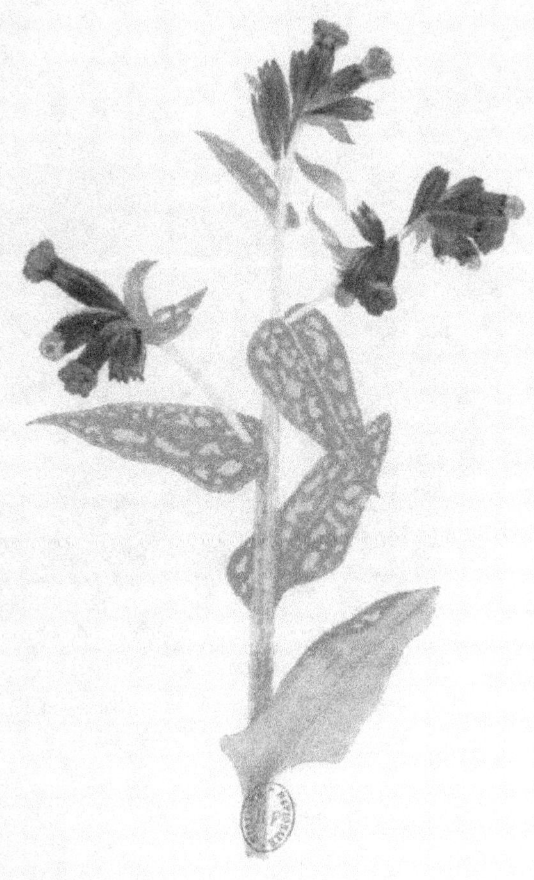

PULMONAIRE.

PULMONARIA OFFICINALIS.

ALCHIMILLE.

ALCHIMILLA VULGARIS.

Famille des Sanguisorbées.

Etym.: Allusion aux alchimistes qui l'avaient en honneur.

Syn. vulg.: Manteau-des-Dames, Mantelet-des-Dames, Patte-de-Lapin, Patte-de-Lion, Pied-de-Lion, Porte-rosée, Sourbeirette.

Plante herbacée, vivace, à souche épaisse, presque ligneuse. Tiges de 1-3 décim., grêles, ascendantes ou dressées, donnant naissance surtout supérieurement aux rameaux de l'inflorescence, pubescentes ou velues, à poils étalés. Feuilles plus ou moins pubescentes, quelquefois velues, réniformes, plissées de la base à la circonférence , semi-orbiculaires , dentées dans toute leur circonférence ; les radicales longuement pétiolées, à stipules oblongues, entières, scarieuses ; les caulinaires brièvement pétiolées, à stipules foliacées, incisées ou dentées, conniventes, soudées en tube court évasé. Fleurs verdâtres, petites, rassemblées en une espèce de corymbe terminal. Calice à 8 divisions , dont les 4 intérieures paraissent constituer la corolle ; 4 étamines très-courtes.

L'Alchimille se trouve dans les clairières et chemins herbeux des bois et dans les pâturages montueux ombragés. Elle fleurit de mai à juillet.

Cette plante est à peu près sans odeur, mais elle fournit un extrait aqueux d'une saveur un peu styptique, et un extrait spiritueux , balsamique , acerbe. Elle était employée comme tonique-astringent et vulnéraire, dans les flux atoniques, les hémorrhagies passives, les flueurs blanches, la dyssenterie.

Les alchimistes en faisaient un grand usage dans leurs secrètes et nombreuses manipulations, notamment de la rosée des feuilles, qu'ils recueillaient pour la préparation de la pierre philosophale. L'empirisme et la crédulité attribuèrent à cette plante des propriétés merveilleuses, et Frédéric Hoffmann alla jusqu'à prétendre que sa décoction avait la vertu de raffermir les chairs et de réparer les outrages du temps. « L'exagération a été poussée, rapporte *A. Bossu*, jusqu'à lui accorder une faculté que la morale repousserait si la raison n'en montrait la vanité : celle de reproduire cette fleur virginale qu'un moment fait disparaître, et qui, reproduite par de semblables moyens, ne serait plus, aux yeux d'un homme raisonnable, qu'une disposition physique sans valeur, parce que, au lieu d'être la preuve de l'innocence du cœur, seule digne de la sollicitude du sage, elle laisserait plutôt voir la corruption qui veut tromper, et ne saurait, à cause de cela, être prisée que par le libertinage. »

La récolte de l'ALCHIMILLE se fait tout l'été ; on sèche la plante pendant qu'elle est fleurie ; c'est-à-dire en mai-juillet. Mais elle n'est pas commune. On l'emploie en tisane, en lotions, lavements et injections ; dans le premier cas, on met infuser 30 gr. de la plante desséchée dans un litre d'eau ; dans le second, on quadruple la dose, et l'on fait bouillir le liquide pendant une heure.

L'ALCHIMILLE s'emploie aussi extérieurement pour les ulcères et pour les plaies, en forme de cataplasme.

L'ALCHIMILLE-DES-CHAMPS (*Alchimilla arvensis* de Scopoli ; *Aphanes arvensis* de *Linné*), est une toute petite plante, commune dans les champs maigres, sur le bord des chemins, dans les pelouses arides, connue sous les noms de Perce-Pierre, Percepier, Perchepier, petit Pied-de-Lion des champs. Cette plante, examinée avec attention, ne manque ni de délicatesse, ni de grâce ; mais, à raison de sa petitesse et de ses tiges en partie rampante, elle est foulée aux pieds, presque toujours couverte de poussière ou de boue. Ses feuilles sont petites, d'un vert blanchâtre, rétrécies en un pétiole court, profondément divisées en plusieurs lobes étroits, garnies d'une stipule embrassante. Les fleurs sont sessiles, petites, herbacées, réunies par paquets dans les aisselles des feuilles.

On lui attribue les mêmes propriétés qu'à la précédente.

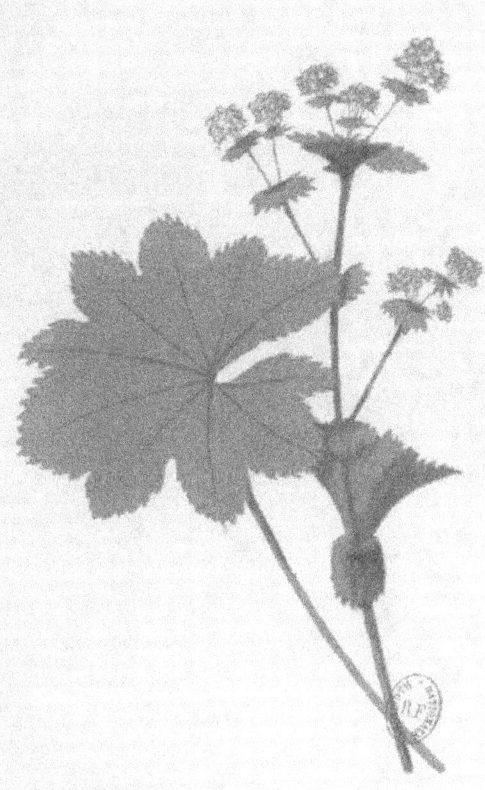

ALCHIMILLE,

ALCHEMILLA VULGARIS.

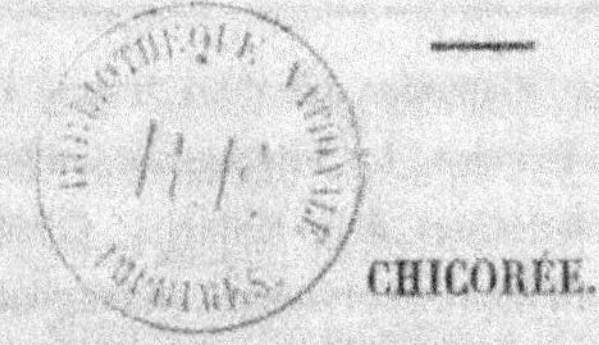

CHICORÉE.

CICHORIUM INTYBUS.

Famille des Composées.

Étym.: De Cichorion, nom grec de la Chicorée-sauvage.

Syn. vulg.: Chicorée-sauvage, Cheveux-de-Paysan, Écoubette.

Plante vivace, haute de 50 cent. à 1 m. 50. Tige dressée, robuste, anguleuse, pubescente rude, à rameaux étalés. Feuilles peu nombreuses, sessiles, les radicales ovales-oblongues, à lobes dentés, anguleux, les caulinaires plus petites, entières, lancéolées. Fleurs bleues, rarement blanches, en capitules axillaires, sessiles ou pédonculés, solitaires ou par deux le long des rameaux et au haut des tiges. Involucre à folioles nombreuses, inégales, disposées sur deux rangs, les extérieures courtes, dressées, les intérieures soudées à la base, étalées, réfléchies à la maturité. Corolle formée de 18 à 20 demi-fleurons prolongés en languette plane 5-dentée au sommet. Etamines 5, synanthères, laissant passer le style. Réceptacle plan, présentant de petites cellules où se logent les ovaires.

La Chicorée est commune dans les pâturages secs, sur le bord des chemins, des côteaux arides, où elle fleurit en juillet et août. Elle est inodore, mais elle possède une saveur amère franche et agréable, plus prononcée dans la racine que dans les feuilles, et qui diminue dans les espèces cultivées. Elle contient beaucoup de nitre, du muriate et du sulfate de potasse.

Cette plante est considérée comme tonique, un peu dépurative, fondante et apéritive. On l'emploie très-fréquemment dans l'atonie du canal intestinal, pour ranimer les forces digestives à la suite des fièvres muqueuses et des fièvres intermittentes, dans les maladies de la peau, l'ictère et les obstructions du foie.

Les feuilles fraîches de la Chicorée se préparent en infusion, à la dose de 6 à 10 gr. par litre d'eau ; c'est un excellent remède pour combattre la constipation.

La racine, en décoction, 15 à 30 gr. par litre d'eau.

Suc exprimé des feuilles : 30 à 120 gr., soit seul, soit mêlé au suc de plantes amères, crucifères, etc.

Sirop simple, de 30 à 60 gr.

Sirop composé purgatif, à la dose de 8 à 40 gr., pour les enfants.

La Chicorée sauvage se transforme, par la culture, en une excellente plante potagère, recherchée par tous les bestiaux ; elle leur est très-favorable et augmente la quantité de leur lait. C'est la racine vivace, fusiforme et laiteuse de cette plante que l'on a proposée pour remplacer le café et qu'aujourd'hui on cultive en grand pour cet usage dans les départements du Nord. Après l'avoir divisée par tranches, fait sécher au four, torréfier et réduite en poudre, elle se vend sous le nom de *Café-Chicorée*. Cette poudre est souvent mêlée par fraude au café moulu, et pour constater sa présence il suffit de laisser tomber une pincée du mélange suspect à la surface d'un verre d'eau : la Chicorée, promptement imprégnée par le liquide, tombe au fond et le café surnage.

La Chicorée était connue des anciens. *Théophraste*, *Dioscoride* et *Pline*, en particulier, nous en ont laissé la description. Ils traitaient la plupart des affections abdominales avec la Chicorée sauvage qui est *amie de foie*, suivant l'expression de *Galien*, et n'est *point contraire à l'estomac.* Les Egyptiens en faisaient et en font encore une très-grande consommation. La Chicorée était également admise sur la table des Romains.

La Chicorée endive (*Cichorium endivia*), dont les feuilles sont presque entières, denticulées, les fleurs solitaires, pédonculées, est l'espèce qui le plus ordinairement compose nos salades. Parmi les variétés qu'elle fournit, on en distingue deux principales : la *Scarole* à feuilles larges ou étroites, et la *Chicorée frisée*.

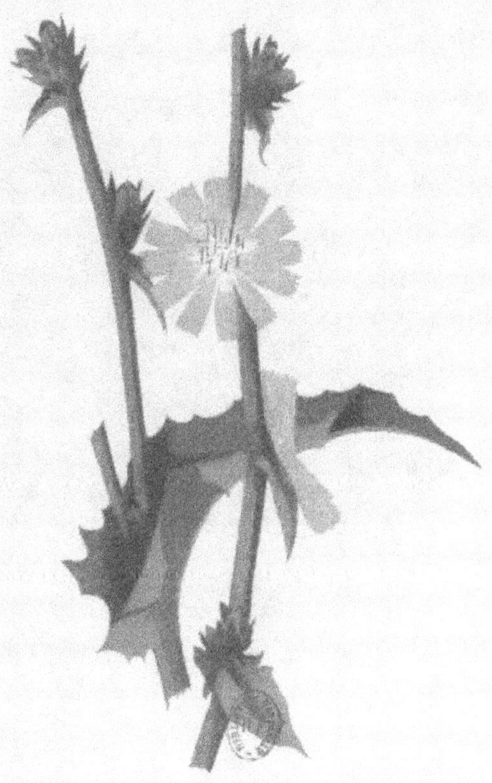

CHICORÉE.
CYCHORIUM INTYBUS.

REINE-DES-PRÉS.

SPIRÆA ULMARIA.

Famille des Rosacées.

Etym. : Du grec SPIREA (qui se tord), allusion aux rameaux
flexibles de cette plante.

Syn. vulg. : Ulmaire, Spirée, Spirée-ulmaire, Ormière, Ornière
Vignette, Herbe-aux-Abeilles, Petite-Barbe-de-Chèvre, Pied-
de-Bouc, Grande-Potentille.

Plante vivace, herbacée, haute de 1 mètre 20 cent.
environ. Tiges dressées, ordinairement simples, donnant naissance supérieurement aux rameaux de l'inflorescence. Feuilles glabres, vertes en dessus, pubescentes
et blanchâtres en dessous, grandes, fortement nervurées.

stipulées à la base du pétiole, ailées, à 5-9 paires de folioles ovales, doublement dentées, les terminales plus amples, presque trilobées. Fleurs blanches, très-petites et très-nombreuses, disposées en corymbes multiflores terminaux. Calice 5-lobé, réfléchi, pourvu de calicule. Corolle à 5 pétales arrondis. Etamines nombreuses. 5-8 carpelles glabres, contournés en spirale.

La Reine-des-Prés est une plante charmante et une des plus distinguées qui embellissent nos prairies humides et le bord des eaux. Elle fleurit en mai, juin et juillet ; on doit la récolter dès le début de la floraison.

L'odeur de la plante est nulle, mais les fleurs exhalent une odeur aromatique douce et agréable. La saveur des feuilles et de la racine est un peu acerbe. La Spirée-ulmaire était considérée comme sudorifique, astringente, vulnéraire et diurétique, et employée avec succès dans les hydropisies, les gastralgies et la goutte.

La Spirée-ulmaire s'emploie en décoction : 1 litre par jour ; en infusion aqueuse ou vineuse, et sous forme de sirop et de teinture alcoolique.

Cette plante doit ses vertus diurétiques, suivant *Hannon*, à l'acide *salicyleux*. Le salicylite de potasse (0,25 cent.) éteint l'inflammation et la surexcitation dans la variole grave ou confluente (*Desmartis*).

Les abeilles recherchent les fleurs de la Reine-des-Prés. Les bestiaux, les chèvres surtout aiment à brouter ses feuilles.

Les feuilles servent, en Irlande, pour tanner et teindre en noir.

On dit que les fleurs infusées dans du vin lui donnent le goût de Malvoisie.

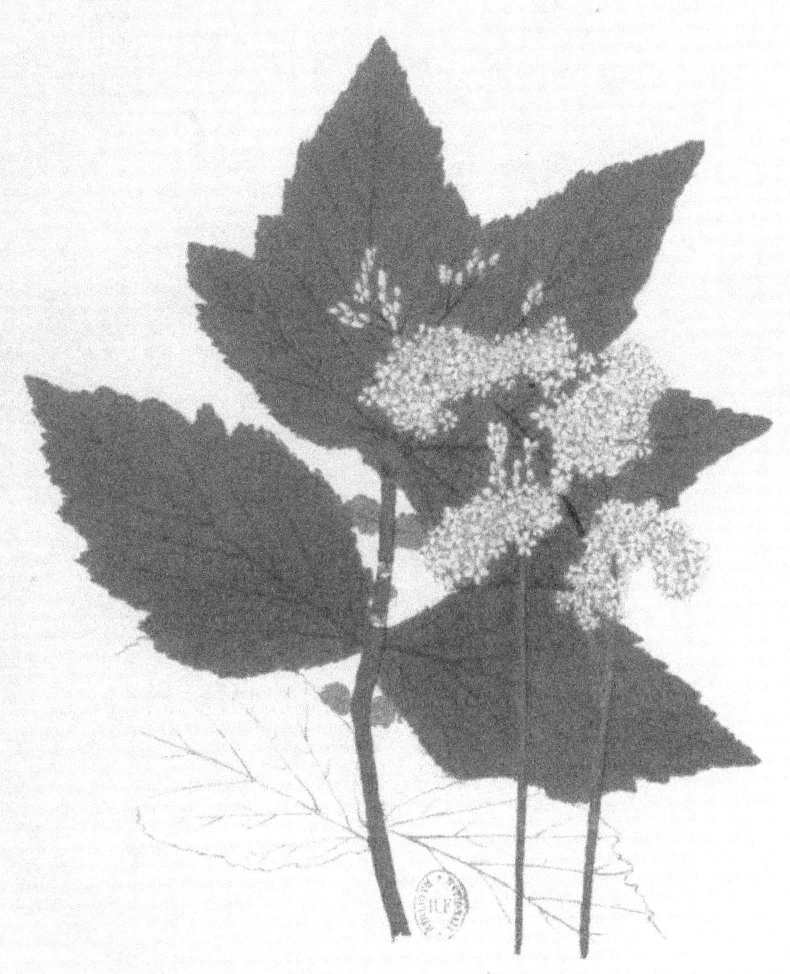

REINE·DES·PRÈS.

SPIRÆA ULMARIA.

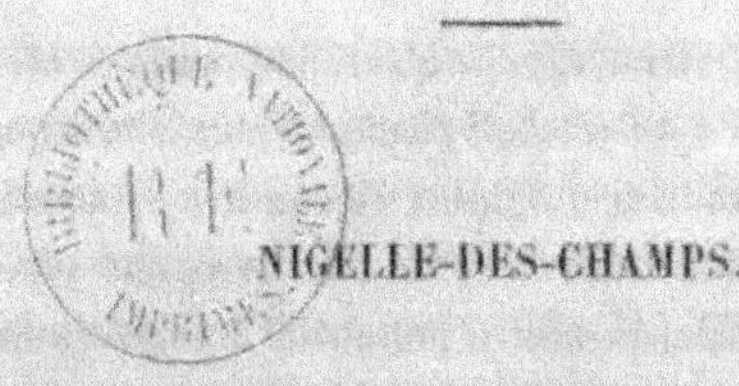

NIGELLE-DES-CHAMPS.

NIGELLA ARVENSIS.

Famille des Renonculacées.

Etym.: Du lat. NIGELLUS (noirâtre), de la couleur des graines.

Syn. vulg.: Araignée, Boulet, Fleur-de-sainte-Catherine, Gith-
bâtard, Gith-sauvage, Nielle-bâtarde, Nielle-sauvage, Poi-
vrette-commune.

Plante annuelle. Tiges nombreuses ou solitaires de
10-30 cent., étalées, ascendantes ou dressées, rameuses
à rameaux dressés. Feuilles bi-tripinnatiséquées, à
segments linéaires très-étroits, presque capillaires.
Fleurs dépourvues d'involucre. Calice à 5 sépales péta-

loïdes, caducs, étalés. Corolle blanchâtre veinée de bleu ou bleuâtre, à 5-10 pétales, beaucoup plus courts que les sépales. Follicules 5, plus rarement 3-7, soudés dans leur moitié inférieure, un peu divergents supérieurement, oblongs étroits, présentant 3 nervures sur le dos, terminés en un bec qui égale presque leur longueur. Graines chagrinées.

La Nigelle-des-Champs se rencontre dans les moissons, champs maigres des terrains sablonneux ou calcaires, où elle fleurit de juin en août. Ses graines sont âcres, chaudes, poivrées et huileuses. Prises à l'intérieur à forte dose, elles peuvent, suivant *Dioscoride*, donner la mort. Réduites en poudre, elles sont un sternutatoire violent.

Cette plante est regardée avec raison comme suspecte. Le mieux est de ne point s'en servir.

On rencontre dans le voisinage des jardins, où il est fréquemment cultivé, le *Nigella Damascena* (Nigelle de Damas), vulg. appelé : Cheveux-de-Vénus, Toute-Epice, Barbeau, Barbe-de-Capucin, Barbiche, Fleur-d'Araignée, Herbe-de-Capucin, Herbe-toute-Epice, Nielle-des-Jardins, Patte-d'Araignée.

Cette espèce a des feuilles sessiles, découpées très-menues. Les fleurs sont grandes, terminales, de couleur bleue, entourées d'un grand involucre semblable aux feuilles. Elle est originaire des contrées méridionales de l'Europe. On observe dans la Nigelle de Damas, au moment de la fécondation, un phénomène très-curieux : les styles, beaucoup plus longs que les étamines, se courbent vers elles par un mouvement très-remarquable, pour en recevoir, avec plus de facilité, la poussière fécondante ; ils se redressent ensuite, et persistent sur le fruit.

« Les semences de cette plante, dit *Hoefer*, connues sous le nom de *Tout-Epice*, sont aromatiques et forment un assaisonnement employé dans l'Orient depuis bien des siècles. Les Egyptiens en font une grande consommation. Ils en saupoudraient le pain et les gâteaux pour les rendre plus délicats ; les semences torréfiées, mises en pâte, mélangées avec l'ambre gris, le musc, la cannelle, le gingembre et le sucre, forment une conserve propre à exciter l'appétit et à augmenter l'embonpoint ; elle est plus recherchée que la conserve de roses, que l'on présente plus communément dans les visites de cérémonie. Ces graines fournissent une huile dont on se frotte le corps en sortant du bain. »

Au point de vue médicinal, les semences de la Nigelle-de-Damas passent pour fortifiantes, carminatives, céphaliques, emménagogues, diurétiques, en infusion vineuse, à la dose de 4 gr. On les employait, dès la plus haute antiquité, dans les affections catarrhales, l'asthme, les vertiges, etc.; elles entrent dans plusieurs médicaments composés (aphrodisiaques ou condimentaires).

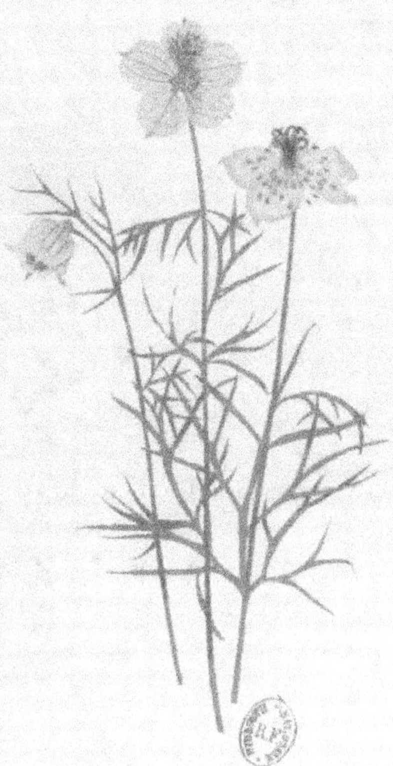

NIGELLE-DES-CHAMPS,

NIGELLA ARVENSIS.

BLUET.

CENTAUREA CYANUS.

Famille des Composées.

Etym.: CENTAUREA, de Centaure, nom d'un être mythologique qui, blessé par une flèche d'Hercule, avait été guéri par l'application de la plante portant le même nom.

Syn. vulg.: Bleuet, Casse-Lunette, Aubéfoin, Barbeau, Barbot, Aubiton, Aubiton, Bavéolle, Blavelle, Blavéole, Blaverolle, Blavet, Blavetta, Blayette, Boufa, Le Chevalier, Chevalot, Créconille, Fleur-de-Zacharie, Péréole, Pérole.

Plante herbacée, annuelle ou vivace, de 40 à 60 cent. de hauteur. Tige plus ou moins rameuse supérieurement, grêle, striée, dressée, un peu velue, portant

des feuilles alternes, étroites et longues, d'un vert blanchâtre, un peu cotonneuses et sillonnées longitudinale-
ment. Fleurs en capitules ovoïdes, solitaires à l'extrémité de longs pédoncules. Involucre glabre, à folioles
entourées dans leur partie supérieure d'une bordure
scarieuse, colorée, incisée-ciliée, brunâtre ou noirâtre.
Fleurons bleus, ou accidentellement violets, roses ou
blancs, ceux de la circonférence très-développés, rayon-
nants. Akènes blanchâtres, très-finement pubescentes,
surmontés d'une aigrette roussâtre.

Le BLUET est commun dans les champs, les moissons,
les prairies artificielles; il fleurit de mai à juillet et
refleurit souvent à l'automne. Les fleurs ont une odeur
faible et une saveur presque nulle. Elles jouissent d'une
grande réputation comme anti-ophthalmiques, d'où
leur nom de Casse-Lunette. On fait usage de l'eau distillée pour collyres.

Pour rendre cette eau plus active, on y ajoute un peu
de safran et de camphre.

Matthiole considérait le BLUET comme astringent et
vulnéraire, et recommandait son jus pour ôter l'inflammation des yeux.

Les fleurs du BLUET donnent une belle couleur violette, qui devient bleue avec l'alun, mais elle dure

peu. On s'en sert pour la peinture et pour l'écriture. Ces mêmes fleurs broyées avec du sucre lui communiquent leur couleur. On les emploie pour colorer les crêmes.

Les vaches, les moutons, les chèvres, broutent cette plante.

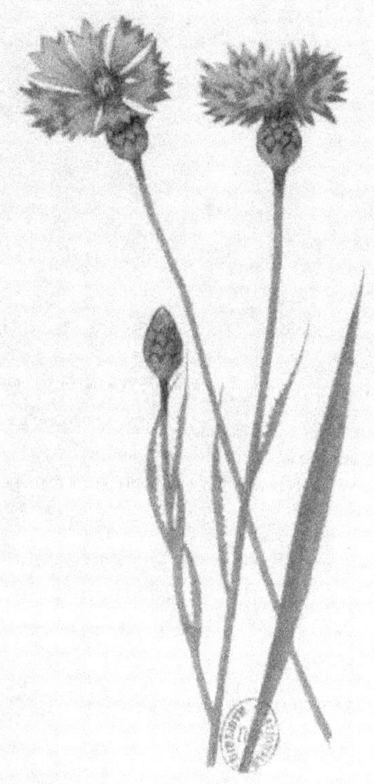

BLUET.

CENTAUREA CYANUS.

SCABIEUSE-SUCCISE.

SCABIOSA SUCCISA.

Famille des Dipsacées.

Etym : De SCABIES (gale), à cause des propriétés qu'on lui
attribuait de guérir la gale.

Syn. vulg. : Succise, Mors, Mors-du-Diable, Herbe-de-Saint-
Joseph, Herbe-à-Diable, Morsure-du-Diable, Remors-du-
Diable, Scabieuse officinale.

Plante vivace, herbacée, de 60 cent. à 1 m. et plus
de hauteur. Souche verticale, très-courte, à fibres radicales épaisses, avec une échancrure dans le milieu qui
la fait paraître comme mordue. Tiges divisées supérieurement en pédoncules ordinairement nus. Feuilles

radicales et caulinaires oblongues ou oblongues-lancéolées, pétiolées, entières ou dentées, vertes en dessus,
d'une teinte plus pâle en dessous. Fleurs bleues, toutes
égales, corolle à 4 divisions, réunies en tête sur un
réceptacle garni de paillettes.

La Succise se rencontre dans les prés, les pâturages,
dans les clairières des bois humides, où elle fleurit d'août
à octobre. Comme ses congénères, cette plante a été dotée
de propriétés qui lui ont valu pendant longtemps une
grande réputation. On lui en attribuait de si efficaces
que, comme sa racine est tronquée et presque rongée
à son extrémité, on a prétendu que c'était une morsure
faite par le diable pour faire périr cette plante si pré-
cieuse pour l'homme dans ses maladies ; d'où lui est
venu le nom de *Morsure* ou *Mors-du-Diable*.

Aujourd'hui la Succise est bien déchue de son antique
réputation. Comme tant d'autres, elle est tombée dans
un oubli à peu près complet. C'est à peine si on la
rencontre dans quelques officines. Il ne faudrait pour-
tant pas conclure de cette indifférence que ses propriétés soient complètement inertes, il est hors de doute
que ses qualités sudorifiques, vulnéraires, détersives,
anti-vénériennes et anti-psoriques, sont justement
appréciées par la médecine populaire, principalement
dans les campagnes.

L'odeur de la plante est nulle. Ses feuilles ont une saveur douce et amère.

On emploie principalement la racine et les feuilles en infusion ou en décoction contre les maladies de la peau. D'aucuns prétendent que la décoction bue pendant 40 jours guérit entièrement les dartres, fussent-elles d'origine vénérienne. En tout cas, c'est un médicament vraiment dépuratif.

La dose est de 30 à 60 gr. par kilog. d'eau.

« Cette espèce de Scabieuse, dit *Chomel,* est aussi « fort bonne pour les femmes qui perdent leurs règles « et qui sont tourmentées d'engorgements à la matrice, « de coliques sourdes, d'écoulements de couleur sus- « pecte. On prend une demi-poignée de feuilles et de « racines sèches, on la fait bouillir dans trois demi- « setiers d'eau, réduits à chopine; on en donne soir et « matin un grand verre. »

Les fleurs desséchées teignent en jaune. Les feuilles recueillies en mai et soumises à la fermentation, fournissent une matière qui colore en vert. On en fait usage en Suède.

On rencontre dans les champs, les prés, le long des chemins, où elle fleurit en juin-août, la SCABIEUSE-DES-CHAMPS (*Scabiosa arvensis*), appelée également Langue-de-Vache, Mirlitons, Oreilles-d'Ane, Pluet. Cette

Scabieuse se distingue de la précédente par ses feuilles lancéolées, profondément pinnatifides, un peu velues, et ses fleurs assez grandes, d'un bleu rougeâtre.

Ses propriétés sont les mêmes que celles de la Succise. Elle agit peut-être avec un peu moins d'énergie.

Dans les jardins, on trouve la Scabieuse-des-Veuves (*Scabiosa atro purpurea*), qu'on soupçonne originaire des Indes. Ses fleurs sont d'un pourpre foncé, avec des anthères blanches. Elle produit d'assez jolies variétés, que peut-être on obtiendrait également de nos espèces indigènes si on prenait la peine de les cultiver.

Elle passe pour être dépurative.

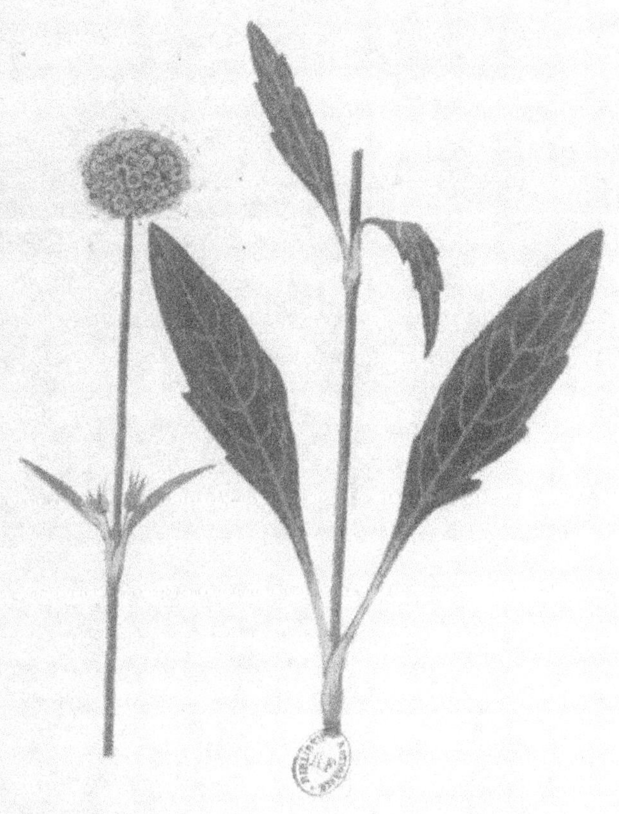

SCABIEUSE-SUCCISE.

SCABIOSA SUCCISA.

VERONIQUE.

VERONICA OFFICINALIS.

Famille des Scrofularinées.

Etym. : VÉRONIQUE, du lat. VERUS (vrai), et du grec EIKON (image). Liturg. Se dit du linge avec lequel, selon la légende, une femme de Jérusalem, qu'on appela ensuite Véronique, essuya le front de Jésus-Christ. La sainte Véronique.

Syn. vulg. : Thé-d'Europe, Thé-du-Nord, Véronique mâle, Véronique-de-Chêne, Véronique-des-Bois, Herbe-aux-Ladres.

Plante vivace, herbacée, de 15 à 30 cent. de hauteur. Souche rameuse, émettant souvent des rejets stériles. Tiges plus ou moins nombreuses, raides, couchées, souvent radicantes à la base, redressées au sommet, rameuses, très-velues. Feuilles opposées, pétiolées, ovales dentées, très-pubescentes et d'un vert jaunâtre. Fleurs d'un bleu pâle ou d'un blanc rosé, à pédicelles munis de bractées, formant grappes au sommet d'un pédoncule axillaire dépourvu de feuilles. Calice à divisions velues, presque égales, beaucoup plus courtes que la capsule. Corolle à 4 divisions étalées, inégales, tube court dépassant le calice ; 2 étamines saillantes et divergentes. Capsule assez petite, triangulaire. Style égalant environ la longueur de la capsule.

La VÉRONIQUE OFFICINALE se rencontre dans les bois, sur les côteaux arides et sur le bord des chemins ombragés, où elle fleurit de mai à juillet. Cette plante a le rare mérite de conserver après sa dessiccation les mêmes propriétés que dans son état de fraîcheur.

Son odeur est presque nulle, sa saveur amère, un peu styptique ou astringente, en font un léger tonique excitant dont on peut tirer parti pour ranimer l'action du tube digestif, des reins et de la vessie.

La VÉRONIQUE a joui d'une grande célébrité ; c'était, au dire de quelques auteurs, une panacée universelle. On lui attribuait, en effet, les vertus les plus contradictoires. La toux, les suffocations, l'asthme, le catarrhe, la fièvre lente, la phthisie, les affections calculeuses, devaient disparaître sous l'influence d'une infusion théiforme de ses feuilles. Ses propriétés n'étaient pas moins énergiques contre les maladies de la peau, le scorbut, les blessures, voire même la stérilité chez les femmes. Un roi de France aurait, dit-on, été guéri de la lèpre, par un de ses veneurs, au moyen de fomentations préparées avec la VÉRONIQUE. De semblables propriétés seraient, en effet, merveilleuses. Mais il paraît que l'expérience ne les a point confirmées, et l'usage de la VÉRONIQUE est aujourd'hui à peu près abandonné. Cependant, on veut bien lui reconnaître encore quelques qualités diurétiques, toniques, expectorantes et vulnéraires que les campagnards utilisent journellement, avec le plus grand avantage, contre de nombreuses indispositions.

On prépare l'infusion de VÉRONIQUE à la dose de 15 à 30 gr. par litre d'eau bouillante.

A l'extérieur, elle s'emploie en décoction pour lotions-fomentations.

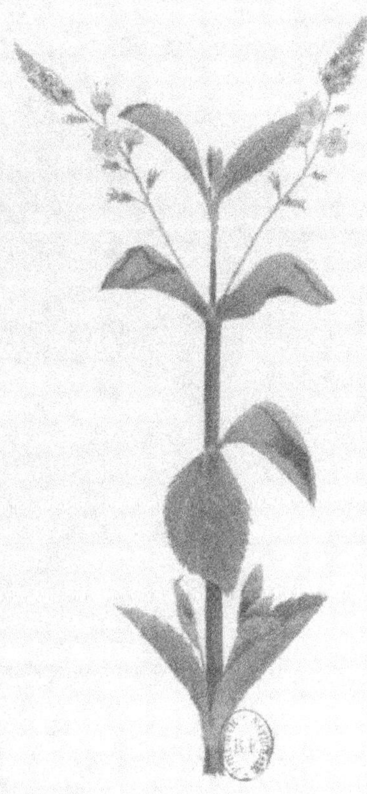

VÉRONIQUE.

VERONICA OFFICINALIS.

BARDANE.

ARCTIUM LAPPA.

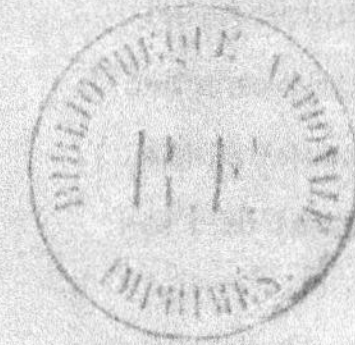

Famille des Composées.

Etym.:

Syn. vulg.: Bouillon-noir, Coupeau, Dogue, Herbe-aux-Teigneux,
Grande-Bardane, Glouteron, Glotteron, Gratteau, Grippe,
Guippon, Herbe-aux-Bardanes, Lappe, Napolier, Oreille-de-
Géant, Peignerolle, Poire-de-Vallée, Picons.

Plante bisannuelle, de 60 cent. à 1 mètre et plus de
hauteur. Racine grosse, longue, fusiforme, brunâtre à
l'extérieur, blanche en dedans. Tige robuste, sillonnée
ou anguleuse, très-rameuse, pubescente. Feuilles
alternes, pétiolées, ovales, terminées par une pointe,

blanchâtres tomenteuses en dessous, les inférieures très-larges et longues, cordées à la base, les supérieures ovales-lancéolées, allant en diminuant de dimension. Fleurs en capitules arrondis, purpurins ou accidentellement blancs, formant une panicule irrégulière feuillée. Involucre subglobuleux à nombreuses folioles imbriquées et terminées chacune par une pointe recourbée en crochet. Réceptacle hérissé de soies, fleurons égaux, réguliers; corolle tubuleuse à 5 dents, sortant de l'involucre.

La Bardane croît sur les bords des chemins, dans les villages, les lieux incultes, auprès des masures. Elle fleurit de juin à septembre. Lorsque l'on désire conserver la racine, on doit la recueillir au mois d'octobre. Après l'avoir mondée, on la coupe par rouelles pour la faire sécher. Il faut rejeter celle qui est ligneuse.

Les fleurs et les feuilles de la Bardane sont à peu près inodores, mais leur saveur est amère. Quant à la racine, son odeur est fade, nauséeuse, et sa saveur est mucilagineuse, douceâtre, légèrement amère.

Cette plante était connue des anciens. *Galien, Dioscoride* et *Pline* en font mention.

La racine est regardée comme sudorifique, diurétique et dépurative. Elle a été recommandée dans le rhumatisme, la goutte, le catarrhe pulmonaire, les dartres squammeuses et surfuracées, ainsi que dans la syphilis constitutionnelle. On a prétendu même qu'elle pouvait remplacer la Salsepareille dans ces dernières affections.

Les feuilles de BARDANE sont résolutives et cicatrisantes ; elles détergent les ulcères, modifient avantageusement les plaques de la teigne, d'où son nom d'*Herbe-aux-Teigneux*. Appliquées fraîches sur la peau, elles y déterminent une exhalation favorable et peuvent ainsi remplacer, à la campagne, le papier chimique et la poix de Bourgogne.

Nous trouvons dans *Cazin*, « que Percy recommandait un onguent, espèce de *Nutritum*, qu'il faisait préparer avec un demi-verre de suc de feuilles de BARDANE non clarifié et autant d'huile, qu'on triturait qu'on agitait à froid avec plusieurs balles de plomb dans un vase d'étain, il en résultait une pommade verte contenant un peu d'oxide de plomb, qui sans doute ajoutait encore aux propriétés du suc de BARDANE. La plupart de ces ulcères atoniques variqueux, si opiniâtres aux jambes, guérissent très-facilement en les recouvrant d'un plumaceau trempé dans cet onguent et pardessus d'une feuille de BARDANE. Il est rare de les voir résister à ce puissant topique ; il en ramollit les bords calleux, y attire une suppuration

« de bonne qualité. Enfin, cette pommade a été souvent
« appliquée avec succès sur des tumeurs scrofuleuses
« ouvertes et même sur des cancers dont elle a ralenti
« la marche et calmé les douleurs. »

La racine ou feuilles de BARDANE s'emploient en décoction, à la dose de 45 à 60 gr. par litre d'eau.

Le nom de BARDANE vient-il de ce que les acteurs, les
chanteurs, *Bardi*, se masquaient avec les feuilles de
cette plante ? ou bien la BARDANE a-t-elle été nommée
ainsi parce que ses larges feuilles ont été comparées à
la housse ou caparaçon qui recouvre la croupe du
cheval : *Barda* des Italiens et des Espagnols.

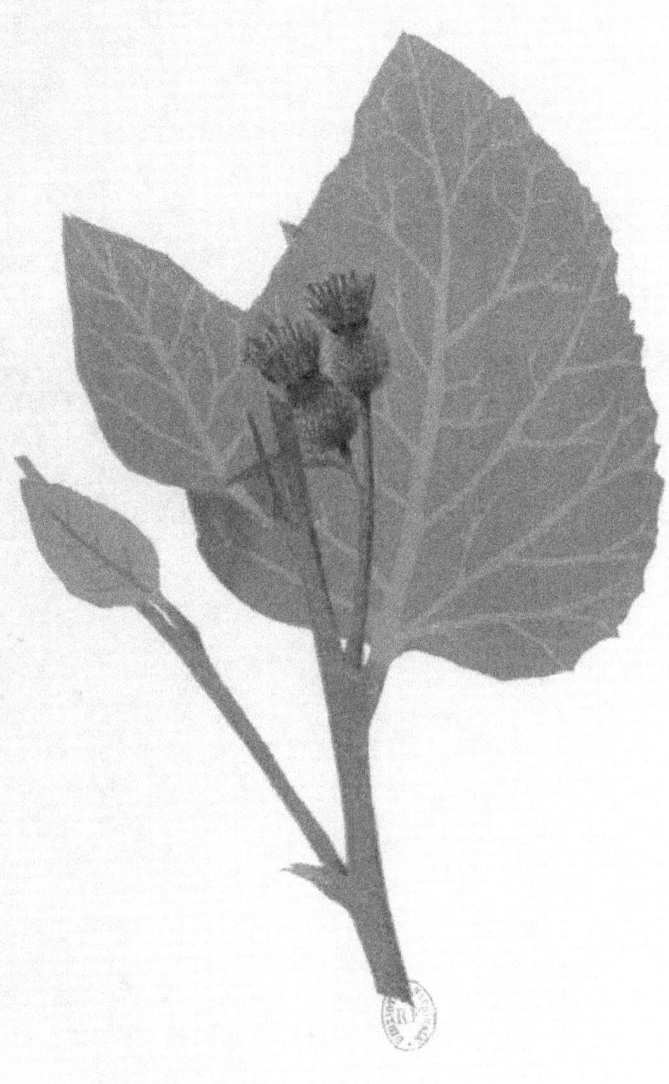

BARDANE.

ARCTIUM LAPPA.

CYMBALAIRE.

LINARIA CYMBALARIA.

Famille des Scrofularinées.

Etym.: Du grec KIMBALOS (cavité). *A. Bossu.*

Syn. vulg.:

Plante vivace, de 2 à 7 cent. Tiges nombreuses, couchées ou pendantes, très-rameuses diffuses, à rameaux allongés. Feuilles la plupart alternes, à pétiole beaucoup plus long que le limbe, épaisses, souvent rougeâtres en dessous, suborbiculaires, cordées à la base, à 5-7 lobes larges obtus. Pédicelles filiformes, ordinairement un peu plus long que les feuilles. Calice à divisions lancéolées, plus courtes que la capsule. Corole d'un rose bleuâtre, à palais jaune saillant formant la gorge ; éperon court et arqué, 4 étamines, 1 style. Capsules subglobuleuses. Graines ovoïdes.

La CYMBALAIRE croît dans les fentes des vieux murs humides et fleurit une grande partie de l'année. Son odeur est herbacée, sa saveur amère, aigrelette-poivrée. Ses propriétés sont vulnéraires-astringentes et plus particulièrement antiscorbutiques.

Dans la médecine populaire, on s'en sert pour arrêter les pertes de sang.

Suivant *Chomel*, « on fait bouillir une poignée de cette « plante dans une pinte d'eau (environ 1 litre) l'espace « d'un demi-quart d'heure, et après avoir passé la « décoction on en fait prendre un verre de temps en « temps aux personnes affligées de la gravelle, et l'on « peut compter qu'elles en sont toujours ou guéries ou « soulagées. »

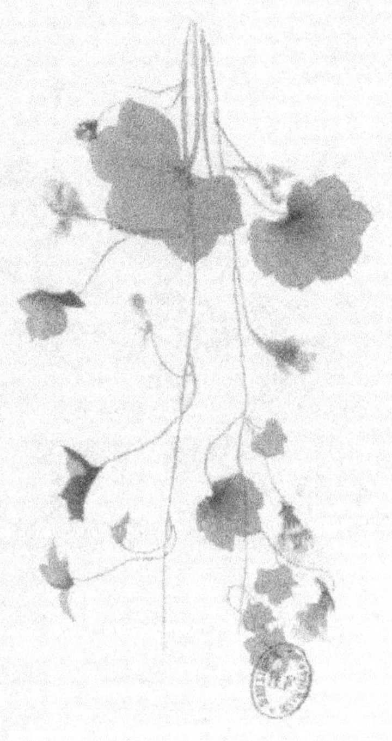

CYMBALAIRE.
LINARIA CYMBALARIA.

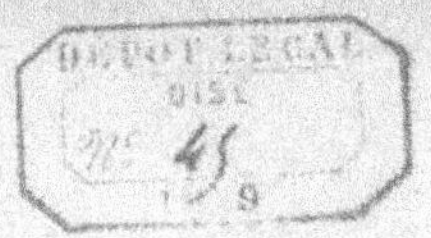

ROMARIN.

ROSMARINUS OFFICINALIS.

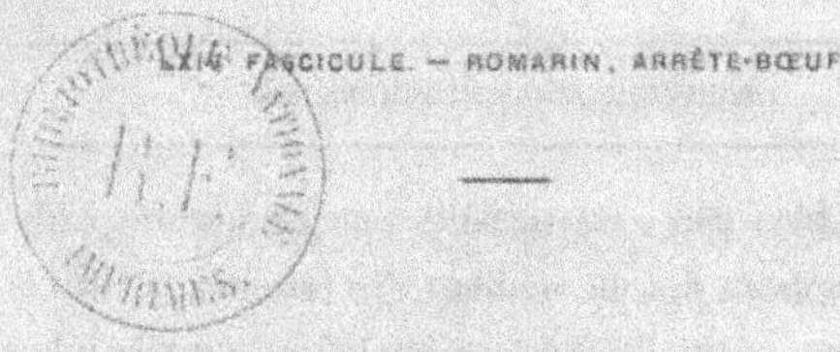

Famille des Labiées.

Etym.: De ROS MARINUS (rosée de mer), parce qu'en général les rochers sur lesquels croissent ces plantes sont peu éloignées de la mer. (*Ferd. Hoefer.*)

Syn. vulg.: Romanion, Roumasis, Encensier, Herbe-aux-Couronnes, Romarin-des-Troubadours.

Sous-arbrisseau de 1 mètre à 1 m. 50 de hauteur, à rameaux nombreux, anguleux, opposés, droits, minces, de couleur cendrée. Feuilles persistantes, sessiles, linéaires entières, à bords roulés en-dessous, tomenteuses blanchâtres à la face inférieure. Fleurs blanches ou d'un bleu pâle, en verticilles ou glomérules axillaires, formant épi au sommet des rameaux. Calice à deux lèvres, dont l'inférieure est bifide. Corolle bilabiée, à lèvre supérieure bifide, lèvre inférieure réfléchie, à 3 lobes très-profonds. Etamines 2. Ovaire quadrilobé. Style plus long que les étamines. Fruit : 4 graines nues.

Le ROMARIN est indigène dans la région méditerranéenne. On le trouve abondamment sur les collines pierreuses, les basses montagnes du Languedoc et de la Provence. Il est cultivé dans les jardins, où il fleurit en mai. Connu depuis très-longtemps, on le trouve mentionné dans *Dioscoride* sous le nom de *Libanotos*. « Les anciens l'ont nommé *Herbe-aux-Couronnes*, parce qu'il entrait dans la composition des bouquets, et qu'on l'entrelaçait dans les couronnes avec le myrte et le laurier. Il est cité fréquemment dans toutes les vieilles chansons érotiques, dans les fabliaux et les chants des troubadours. Son arôme, en exaltant le cerveau, favorisait l'enthousiasme et ajoutait à l'ivresse des fêtes de l'amour. » *(Hoefer.)*

Toutes les parties du ROMARIN exhalent, soit à l'état frais, soit à l'état de dessiccation, une odeur forte et agréable. Sa saveur est chaude et un peu amère. On en obtient par la distillation, une huile volatile, limpide et très-odorante. Il renferme, en outre, du camphre, même en plus grande quantité que les autres labiées. Il résulte de ces qualités que cette plante est essentiellement tonique et excitante.

Le ROMARIN s'emploie avec avantage comme stimulant, antispasmodique et nervin, dans les atonies, les dyspepsies indépendantes de toute inflammation, dans la chlorose, les scrofules, les affections nerveuses et hystériques, les vertiges, les fièvres typhoïdes compliquées d'adynamie et de prostration. (*A. Bossu.*)

Cazin regarde le ROMARIN comme un des meilleurs excitants antispasmodiques que l'on puisse opposer aux fièvres continues graves, et il dit l'avoir adopté définitivement dans le traitement de ces maladies, lorsque les symptômes ataxiques dominent ; il le joint quelquefois à l'écorce de Saule ou à la racine d'Angélique.

On emploie aussi à l'extérieur l'infusion aqueuse ou le vin de ROMARIN comme tonique, résolutif, antigangréneux ; on en prépare des bains fortifiants pour les enfants. Les feuilles cuites dans du vin conviennent comme résolutives dans les engorgements pâteux et indolents ; employées ainsi sur les gonflements articulaires, à la suite des entorses, elles produisent de bons effets.

L'infusion des fleurs ou des sommités fleuries se prépare à la dose de 10 à 20 gr. par litre d'eau.

On faisait autrefois usage d'une eau spiritueuse préparée avec les fleurs de ROMARIN. Cette teinture portait le nom de « *Eau de la reine de Hongrie* » et était considérée comme une panacée, car la tradition voulait que la reine dont elle porte le nom l'eût préparée elle-même d'après une recette que lui avait remise un ange. Elle était employée, à l'extérieur, en frictions sur les parties paralysées ou affectées de rhumatismes, et à l'intérieur, à la dose de 3 à 6 gr., dans un peu d'eau sucrée ou dans une infusion aromatique, comme excitante.

Le ROMARIN fait partie du Vinaigre des Quatre-Voleurs, de l'Orviétan, de l'Alcoolat de Mélisse, du Sirop de Stœchas, du Baume Opodeldoch. Il donne son arôme à l'Eau de Cologne, aux eaux de toilette et à la plupart des lotions domestiques.

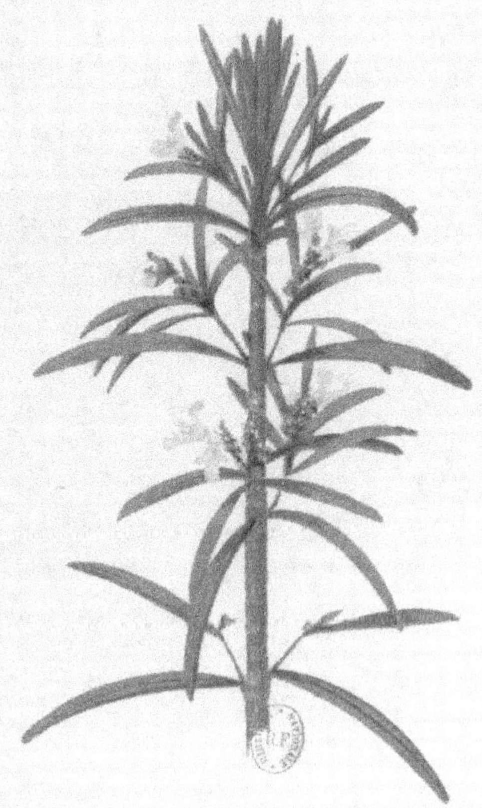

ROMARIN.

ROSMARINUS OFFICINALIS.

ARRÊTE-BŒUF.

ONONIS SPINOSA.

Famille des Légumineuses.

Etym. : Allusion à ses racines, si tenaces qu'elles arrêtent
la charrue.

Syn. vulg. : Arrête-Bœuf épineux, Agavon ou Agovan, Agon,
Arc-Bœuf, Bugave, Bugrande, Bugrane-des-Champs, Bugrane,
Bugrane épineuse, Bougrane, Bougraine, Chaupoint, Care-
Bœuf, Epine-de-Bœuf, Mâche noire, Tendon, Tenon.

Plante sous-frutescente, de 30 à 60 cent. de hauteur.
Souche ligneuse, de la grosseur du doigt, longuement
traçante. Tiges couchées, étalées, rameuses, plus ou
moins pubescentes ; rameaux avortés, épineux. Feuilles

trifoliées, pétiolées, les supérieures souvent unifoliées, stipulées et finement dentées. Fleurs roses, axillaires solitaires, brièvement pédonculées, disposées en grappes feuillées terminales. Calice à cinq divisions linéaires ; corolle à étendart très-ample, strié, dépassant les ailes, carène prolongée en bec. Étamines monadelphes, style ascendant dans sa moitié supérieure. Légume renflé, pubescent. Graines finement tuberculeuses.

L'Arrête-Bœuf croît sur le bord des chemins, dans les pâturages médiocres, les champs en friche, où il fleurit de juin à septembre. La racine de cette plante est la partie la plus généralement employée. Sa saveur est douceâtre, presque nauséeuse, l'odeur désagréable.

Les médecins de l'antiquité employaient fréquemment la racine d'Arrête-Bœuf, principalement son écorce, et lui attribuaient de grandes vertus. *Galien* la place au premier rang des diurétiques et des lithontriptiques. Elle est encore aujourd'hui une des cinq racines apéritives (1).

La médecine populaire la regarde comme un remède

---

(1) Les quatre autres racines sont celles du *Chardon-Rolland*, de la *Garance*, du *Caprier* et du *Chiendent*.

souvent efficace contre les sérosités et les engorgements du foie.

« La décoction de racine d'Arrête-Bœuf, dit M. le « docteur *J. Massé*, prise en tisane, active le travail des « reins, et augmente par conséquent la sécrétion uri- « naire ; on en fait bouillir 40 à 50 gr. dans un litre « d'eau, on sucre à volonté et on laisse boire à discré- « tion. »

Dans les campagnes, on emploie quelquefois les feuilles et les fleurs d'Arrête-Bœuf, en gargarisme, bouillies dans une certaine quantité d'eau, à laquelle on ajoute du miel et du vinaigre, contre l'angine.

Dioscoride regardait les jeunes pousses de cette plante, marinées, comme un mets ou plutôt comme un assaisonnement très-agréable. De nos jours, les habitants pauvres de certains pays les mangent en salade. Les moutons, les chevaux et les cochons refusent de s'en nourrir, tandis que les vaches et les chèvres les broutent, ainsi que les ânes qui, dit-on, aiment à se vautrer sur l'Arrête-Bœuf, particularité qui lui aurait valu le nom d'*Ononis* (de *Onos*, âne).

La décoction des rameaux teint la laine en jaune brun ; en jaune soufre avec l'alun ; en couleur citron avec le sel d'étain. (*Duchesne*.)

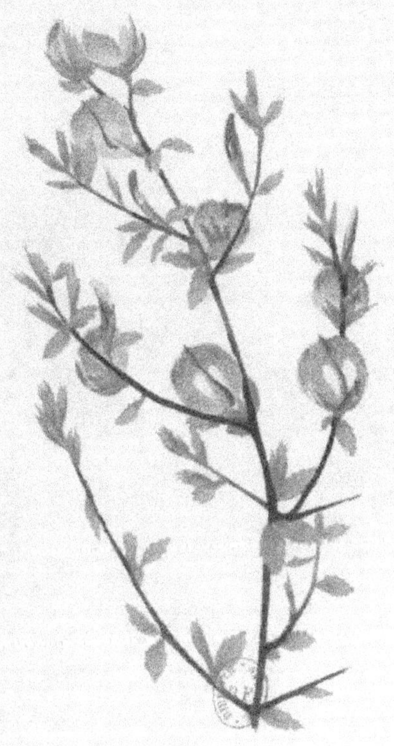

ARRÊTE-BŒUF.
ONONIS SPINOSA.

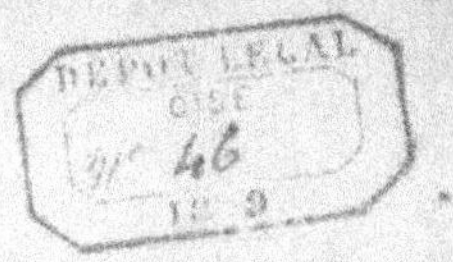

CAILLE-LAIT.

GALIUM MOLLUGO.

Famille des Rubiacées.

Etym.: De γάλα (GALA), lait, parce qu'on supposait aux sommités fleuries de cette plante la propriété de faire cailler le
lait. (*Hoefer.*)

Syn. vulg.: Caillet, Petit-Muguet, Croisette noire, Grosse-
Croisette, Caille-Lait blanc.

Plante vivace atteignant un mètre et plus de hauteur.
Tiges diffuses, couchées ou ascendantes, se soutenant
dans les buissons, rarement dressées, ordinairement
très-rameuses, plus ou moins renflées vers les articulations, lisses, glabres ou un peu pubescentes inférieurement. Feuilles verticillées par 6-8, oblongues, oblongues-
obovales ou oblongues-linéaires, mucronées, à face

inférieurement d'un vert pâle. Fleurs blanches disposées en panicules terminales et latérales. Calice à 4 dents
très-courtes ou presque nulles disparaissant par l'accroissement de l'ovaire. Corolle à limbe 4-fide. Fruit
petit, glabre, presque lisse ou un peu chagriné.

Le Caille-Lait est commun dans les prairies, les
pâturages, la lisière des bois, les haies, les buissons
et sur le bord des chemins, où il fleurit de mai en
août.

On rencontre dans les mêmes endroits le Caille-Lait
jaune (*Galium verum*), appelé aussi Fleur-de-la-Saint-
Jean, Gaillet, Petit-Muguet, vrai Caille-Lait. Cette
espèce ne diffère guère de la précédente que par la
couleur jaune de la fleur et par l'odeur douce et légère
qu'elle exhale.

Les Caille-Lait étaient connus dès la plus haute antiquité. *Dioscoride* avait désigné par le nom de *Galion* le
Caille-Lait jaune, et lui reconnaissait, ainsi que *Galien*,
la propriété de cailler le lait.

Matthiole, tout en lui reconnaissant la même vertu,
ajoute que sa racine est aphrodisiaque, mais cette prétendue propriété ne paraît pas avoir été reconnue par
les auteurs modernes.

Ces plantes ont été employées comme antispasmodiques, diurétiques et astringentes, et on les a vantées dans l'épilepsie et quelques affections épileptiques. Mais, dit avec raison le docteur *Rocques*, « on a non-seu- « lement contesté à ces plantes leurs vertus médici- « nales, mais encore la justesse de leur nom vulgaire, « car elles ne font point cailler le lait, d'après les expé- « riences de Parmentier et Deyeux. Cependant les fleurs « ont des nectaires remplis d'une sorte de miel qui « s'aigrit par une dessiccation lente, et passe à l'état « d'acide acétique ; ce qui pourrait expliquer la pro- « priété qu'ont ces fleurs de faire cailler le lait. Ainsi les « deux chimistes que nous venons de citer pourraient « bien n'avoir pas tout-à-fait raison. »

Quoiqu'il en soit, la médecine populaire fait un fré- quent usage du Caille-Lait comme antispasmodique et anti-nerveux, et les paysans ne paraissent pas s'en trouver plus mal pour cela.

Ces plantes s'emploient en infusion, à la dose de 4 à 15 gr. par litre d'eau ;

Suc exprimé, 30 à 60 gr. ;

Poudre, 4 à 8 gr.

Le Caille-Lait a des propriétés économiques dont on peut facilement tirer parti. Ainsi, dans le comté de Chester, en Angleterre, on met les sommités de cette plante (Caille-Lait jaune) dans le lait, avec la presure, pour colorer les fromages.

La tige bouillie avec de l'alun fournit une couleur propre à teindre les laines en jaune, tandis que l'on retire des racines une couleur rouge.

Ces dernières propriétés peuvent s'appliquer, du reste, à tous les *Galium*.

Il existe une autre espèce de CAILLE-LAIT bien connue de tous, dont il nous paraît inutile de donner la description. C'est le CAILLE-LAIT-GRATTERON (*Galium aparine*), qui est aussi connue sous les noms de Asprèle, Capèle-à-Teigneux, Gratons, Gratteaux, Grapelle, Grippe, Rable, Rèble, Rièble.

Cette plante se rencontre partout dans les haies, les buissons et les lieux cultivés, et ne nous avertit que trop de sa présence importune par les aspérités crochues dont ses tiges et ses feuilles sont armées. A l'état frais, elle a une saveur légèrement amère, mais qui devient bientôt âcre. Elle a été vantée jadis contre l'hydropisie, l'engorgement de la rate, le scorbut, les scrofules et les dartres. Sa semence, à la dose de 4 gr. environ, infusée (après avoir été réduite en poudre) dans un verre de vin blanc, pendant la nuit, et avalée le matin serait, selon *Cazin*, un excellent diurétique.

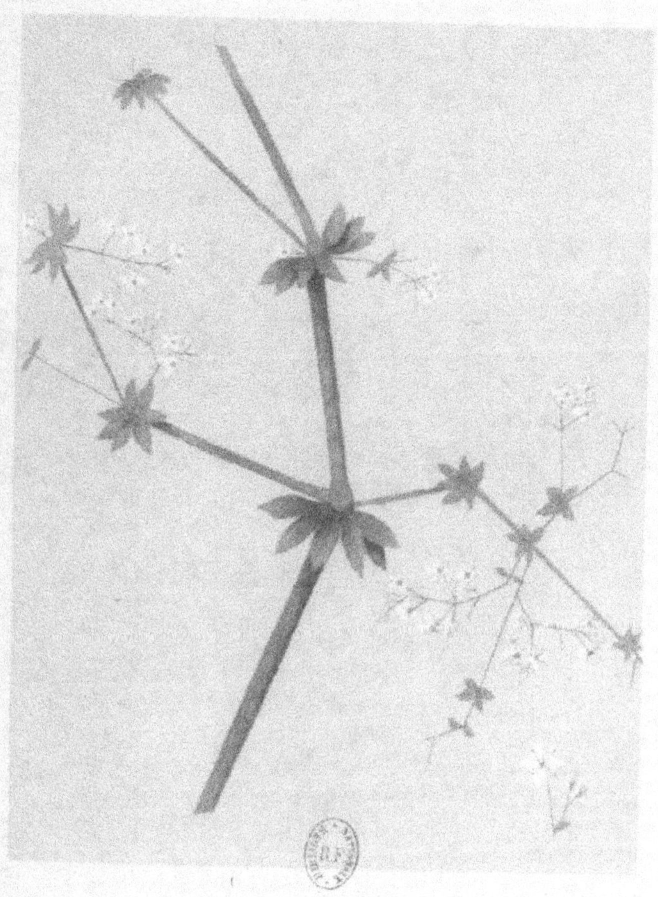

CAILLE-LAIT.

GALIUM MOLLUGO.

GERMANDRÉE.

TEUCRIUM CHAMÆDRYS.

Famille des Labiées.

Etym.: TEUCRIUM. Ce nom vient, d'après *Pline*, de Teucer, frère d'Ajax.

Syn. vulg.: Petit-Chêne, Sauge amère, Chasse-Fièvre, Calamendrié, Chêneau, Chênette, Germandrée officinale, Herbe-des-Fièvres, Thériaque-d'Angleterre.

Plante vivace, sous-frutescente. Souche ligneuse, très-rameuse, longuement traçante. Tiges de 45 à 30 cent., couchées, puis redressées, disposées en touffe, simples ou rameuses à la base, pubescentes. Feuilles opposées, oblongues-lancéolées, courtement pétiolées, crénelées, coriaces et luisantes, d'un vert-jaune au-dessous. Fleurs roses ou purpurines, très-rarement blanches, situées 2-3 à l'aisselle des feuilles supérieures, rapprochées en grappe terminale feuillée. Calice campanulé assez ample, à 5 divisions. Corolle d'apparence unilabiée, plus longue que le calice, lèvre supérieure très-courte et profondément fendue, lèvre inférieure pendante à 3 lobes. Etamines 4, didynames, faisant saillie par la fente de la lèvre supérieure.

La Germandrée se rencontre dans les bois, aux lieux pierreux, sur les côteaux arides, la lisière des bois, où elle fleurit de juillet à septembre. Toutes ses parties, sauf la racine, sont employées. On les recueille au mois de juin. Il faut choisir la plante qui est courte, garnie de beaucoup de feuilles. La renommée de la Germandrée remonte aux temps les plus reculés. Les médecins de tous les âges lui ont reconnu des vertus puissantes. Sa saveur est franchement amère, mais son odeur est peu prononcée. Cette plante, dit *Gauthier*, est plus amère qu'aromatique et plus tonique qu'excitante. Aussi est-elle excellente dans les affections scorbutiques et scrofuleuses et contre les fièvres intermittentes.

Pline la donne comme très-efficace contre la toux invétérée, les affections pituiteuses de l'estomac, les douleurs de côté, l'hydropisie commençante, etc. Suivant *Prosper Alpin*, les Égyptiens l'opposent avec confiance aux fièvres intermittentes, contre lesquelles *Matthiole*, *Boerhave*, *Rivière*, proclament aussi ses bons effets. Ses vertus ont été exaltées dans le traitement de la goutte. Son efficacité, selon *Bodart*, lorsqu'elle est employée comme tonique amère, n'est pas douteuse dans les maladies goutteuses qui reconnaissent pour principe une débilité sensible dans les fonctions digestives. Toutefois, les médecins de Gênes, d'après *Vesale*, firent prendre au goutteux Charles-Quint, durant soixante jours, une décoction vineuse de GERMANDRÉE, sans obtenir la guérison qu'ils lui avaient promise.

La GERMANDRÉE s'emploie de la manière suivante :

En infusion, 8 à 16 gr. par litre d'eau ou dans du vin blanc ;

En poudre, 2 à 4 gr. ;

Extrait, 2 à 4 gr. (en pilules ou potion) ;

Eau distillée, 60 à 125 gr., pour potions.

La GERMANDRÉE entre dans une foule d'anciennes préparations pharmaceutiques, telles que les sirops hydragogue, apéritif et cachectique de Charas, l'huile de scorpion composée, l'onguent *Martiatum*, le mondi-

ficatif d'Ache, la Thériaque, dans l'hiera-diacolocinthi-
dos, dans le sirop d'Armoise de Rhasis et dans le sirop
de Chamædrys de Beauderon.

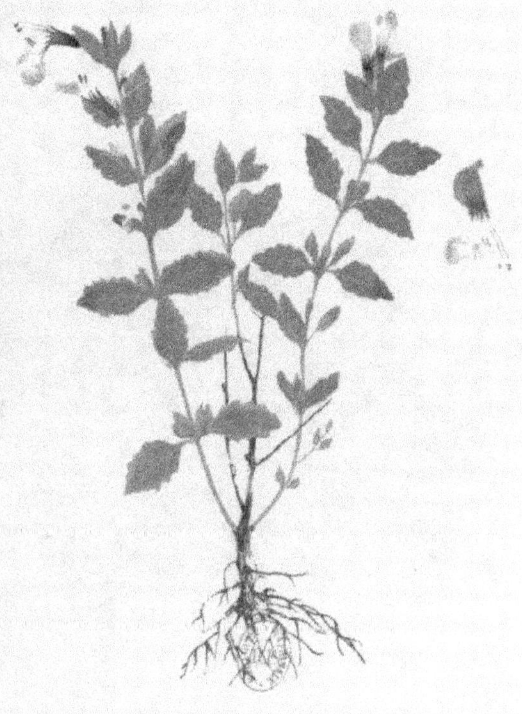

GERMANDRÉE.

TEUCRIUM CHAMÆDRYS.

VALÉRIANE.

VALERIANA OFFICINALIS.

Famille des Valérianées.

Etym.: De **VALERE**, être sain. (*Hœfer.*)

Syn. vulg.: Herbe-aux-Chats, Herbe-de-saint-Georges, Herbe-à-la-Meurtrie, Valériane sauvage.

Plante vivace de 1 mètre à 1 m. 50 de hauteur environ. Tige dressée, fistuleuse, sillonnée. Souche verticale, tronquée, à fibres épaisses, émettant ordinairement des rejets aériens radicants. Feuilles opposées, pétiolées, distantes, profondément pinnatifides et comme ailées avec une impaire, pinnées, pubescentes. Fleurs d'un blanc rosé, petites, pédonculées, disposées en cymes corymbiformes axillaires et terminales. Calice roulé en dedans pendant la floraison, se déroulant en aigrette à la maturité. Corolle tubuleuse, à limbe 5-lobé et dont le tube est bossu à la base. Étamines 3; style grêle à stigmate trifide. Akène avoïde, allongé, strié, couronné par une aigrette plumeuse due au déroulement du limbe du calice.

La Valériane se rencontre dans les endroits humides des bois, les prairies marécageuses et sur le bord des eaux, où elle fleurit de juin en août. Sa racine est blanchâtre, fibreuse, brune en dehors et d'un blanc jaunâtre en dedans. On doit la récolter au printemps, avant la pousse des feuilles, et donner la préférence à celle qui croît dans les lieux secs ou sur les montagnes.

Les fleurs de la Valériane sont faiblement odorantes, mais sa racine est nauséabonde, d'une saveur un peu sucrée d'abord, puis âcre, amère, un peu nauséeuse. Elle contient de l'huile essentielle volatile, de l'acide valérianique, de l'acide malique, une matière extractive, de la cellulose, etc. Ses propriétés ont été tour à tour niées par les uns et exaltées par d'autres; mais son action sur le système nerveux ne saurait être révoquée en doute. « Les effets si bizarres et si prononcés que « les chats en ressentent, auraient dû le faire prévoir; « chez ces animaux, l'odeur seule de la Valériane bou-

« leverse la sensibilité et les fonctions musculaires ;
« c'est aussi ce que nous avons observé chez certaines
« femmes et sur nous-même, mais à un degré bien
« moins remarquable. » (*Trousseau.*)

La racine de VALÉRIANE est antispasmodique, vermifuge, fébrifuge. On l'administre avec avantage, dit le Dr *Cazin*, dans les névroses en général, dans l'hystérie, la chorée, l'hypocondrie, l'asthme convulsif, le tremblement des membres, le hoquet opiniâtre, le vomissement nerveux, la gastralgie, l'hémiplégie et les paralysies insconscrites liées à des névroses, les palpitations nerveuses, les flatuosités, l'aphonie nerveuse, les convulsions des enfants et surtout l'épilepsie. On l'a aussi préconisée contre les fièvres ataxiques et adynamiques, le typhus.

Elle s'emploie en poudre ; c'est, en effet, la préparation la meilleure. Viennent ensuite l'extrait et l'infusion. C'est, d'après *A. Bossu*, un médicament d'autant plus précieux qu'aux doses les plus élevées, il ne produit, pour tout accident, que des vertiges et des étourdissements. *Poudre :* 4 à 30 gr. et jusqu'à 60 en bols, pilules ou dans du vin, contre l'épilepsie, les accidents hystériformes et les névroses essentielles.

Décoction ou infusion à vase clos de 45 à 60 gr. par litre d'eau.

On rencontre partout, dans les prés humides, une jolie petite espèce de VALÉRIANE, la VALÉRIANE DIOÏQUE (*Valeriana dioïca*), appelée aussi VALÉRIANE-DES-MARAIS. Sa racine est odorante ; ses tiges presque simples, fluettes ; les feuilles un peu ailées ; les fleurs purpurines ou blanchâtres, disposées en une panicule un peu serrée, souvent dioïques par avortement. Elle fleurit au printemps.

Dans les jardins, on cultive la VALÉRIANE ROUGE (*Valeriana rubra*), qui est aussi connue sous les noms de *Barbe-de-Jupiter*, *Behen rouge*, *Cornaccia*, *Lilas-de-Terre*. Elle produit des touffes de fleurs d'un rouge vif, à une seule étamine, et dont la corolle est pourvue d'un éperon subulé. Toute la plante est glabre, d'un vert glauque ; les feuilles larges, lancéolées, entières ou à peine dentées, très-étroites dans quelques variétés.

Dans certaines contrées, on en mange les jeunes pousses, soit crues en salade, soit cuites et assaisonnées.

Ces deux dernières espèces de VALÉRIANE ne paraissent pas être utilisées en médecine.

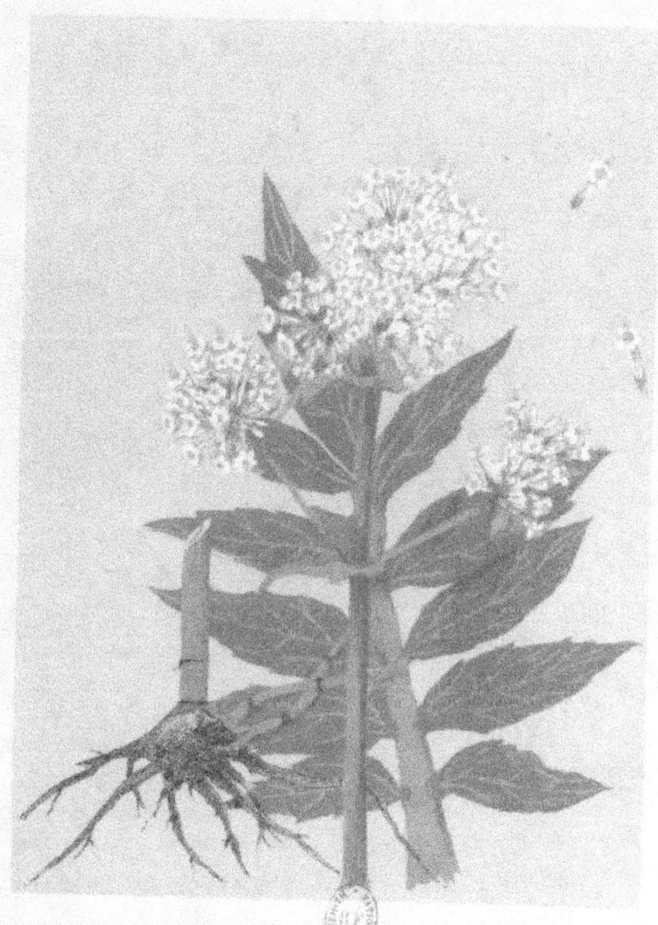

VALÉRIANE.

VALERIANA OFFICINALIS.

HOUX.

ILEX AQUIFOLIUM.

Famille des Ilicinées.

Etym.: Du grec oxus (aigu), allusion aux feuilles épineuses.
(*Ant. Bossu.*)

Syn. vulg.: Agrofous, Agrifous, Agriou, Bois-franc, Epine-de-
Christ, Epine-toujours-verte, Grand-Pardon, Gréon, Housson,
Houx commun, Meslier épineux, Pardon.

Arbrisseau plus ou moins élevé, ordinairement très-
rameux dès la base, à rameaux verts et luisants. Feuilles
alternes, coriaces, épaisses, ovales, ondulées sur les
bords et épineuses, lisses et d'un beau vert sur la face

supérieure. Fleurs blanches, brièvement pédicellées, en fascicules axillaires beaucoup plus courts que la feuille. Calice petit, un peu globuleux, ordinairement à 4 divisions. Corolle rotacée, à 4 plus rarement 5-6 lobes. Fruits d'un rouge vif, persistant jusqu'au printemps suivant.

Le Houx se rencontre dans les bois, les forêts montueuses et les buissons des côteaux incultes. Il fleurit en mai-juin et fructifie en octobre. La ressemblance des feuilles du Houx avec celle de l'Yeuse ou Chêne-Vert a occasionné une grande confusion dans la nomenclature des anciens. Les Grecs donnaient au Houx le nom d'*Agria* (plante agreste). Les Latins en ont fait *Agrifolium* ou *Aquifolium*. Le mot *Ilex* était plus particulièrement appliqué à l'Yeuse.

L'écorce du Houx répand une odeur désagréable, ses baies ont un goût douceâtre et nauséabond. Toutes les parties de cet arbrisseau sont utilisées. Les feuilles sont toniques-amères et diaphorétiques ; mais elles n'ont acquis une certaine importance que sous le rapport de leurs propriétés fébrifuges, admises par les uns, rejetées par d'autres. Cette contradiction nous paraît plutôt apparente que réelle et tient bien certainement, ainsi que nous l'avons dit à l'occasion d'autres plantes, à sa mauvaise préparation. Il est certain, d'ailleurs, ainsi que le constatent les observations recueillies par des hommes dignes de foi, que la médecine populaire s'est souvent fort bien trouvée des propriétés fébrifuges des feuilles du Houx. Les plantes indigènes possédant cette vertu ne sauraient être, en effet, trop nombreuses, et c'est surtout à la campagne, où le choix des moyens n'est pas toujours permis, que le praticien est heureux d'avoir sous la main ce modeste fébrifuge.

Les feuilles de Houx se préparent en décoction, à la dose de 40 à 50 gr. dans un litre d'eau environ ; on laisse sur le feu jusqu'à réduction d'un quart.

Les baies sont purgatives et émétiques, à dose un peu élevée. Elles sont recherchées par la plupart des oiseaux. Dans plusieurs contrées, comme dans l'île de Corse, dit *Hoefer*, on emploie les semences du Houx, torréfiées et réduites en poudre, pour en faire une boisson analogue à celle du café. On a, paraît-il, essayé d'en faire autant en France, mais on n'en a obtenu qu'une boisson bien inférieure.

On retire de la seconde écorce du Houx une matière poisseuse connue sous le nom de *glu*. Tout le monde sait l'usage qu'en font les oiseleurs. En médecine, on l'emploie à l'extérieur comme émolliente et résolutive.

L'Ilicine est le principe immédiat, la matière active

et fébrifuge du Houx. Elle se prescrit sous forme pilu-
laire, à la dose de 30, 60 centig., 1 gr. et même 2 gr.
(*Cazin.*)

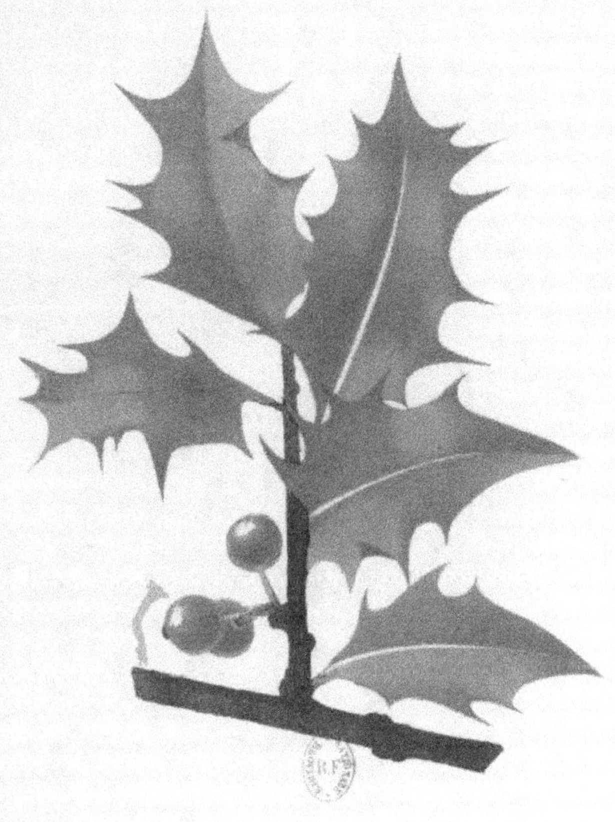

HOUX.

ILEX AQUIFOLIUM.

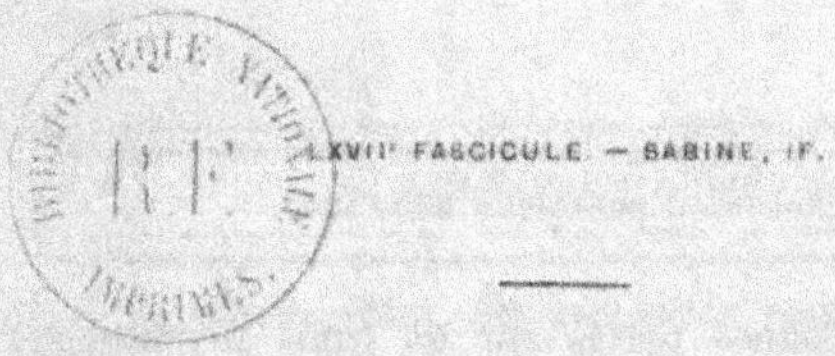

SABINE.

JUNIPERUS SABINA.

Famille des Cupressinées.

Etym.: Lat. SABINA HERBA, et, absolument, SABINA, de Sabinus (Sabin), nom d'un peuple voisin de Rome. En Normandie, on dit du Savigni. (*Littré.*)

Syn. vulg.: Sabinier, Savinier, Sabine mâle, Sabine commune, Sabine stérile.

Arbrisseau toujours vert, atteignant 4 mètres de hauteur, d'un aspect assez agréable mais d'une odeur repoussante. Tige divisée en un grand nombre de rameaux grêles, étalés, couverts de très-petites feuilles courtes, aiguës, imbriquées, très-serrées. Fleurs dioïques : chatons portés sur de petits pédoncules recourbés et écailleux. Baies d'un bleu noirâtre à leur maturité, globuleuses, à trois semences.

On distingue généralement deux variétés de SABINE : l'une, sous le nom de *Sabine stérile* ou *Sabine femelle, Sabine commune*, est moins élevée ; elle a ses tiges moins fortes, ses rameaux plus étalés, très-divisés ; l'autre, la *Sabine mâle*, s'élève à 4 mètres.

La SABINE croît naturellement sur les montagnes de nos départements méridionaux, dans les Alpes, l'Italie et le Levant. On la cultive dans nos contrées.

Les feuilles de la SABINE exhalent une odeur très-forte, très-pénétrante, à la fois aromatique et fétide, leur saveur est chaude, âcre, résineuse et amère, et contiennent beaucoup d'huile volatile. Administrées à haute dose, elles déterminent l'inflammation de l'estomac, des vomissements, des coliques, des déjections mélangées de sang, etc.

La poudre de ces feuilles produit une impression irritante et presque caustique. Le *Dr Cazin* rapporte que M. Orfila, ayant saupoudré avec 8 gr. de cette poudre une plaie faite à la partie interne de la cuisse d'un chien, y a vû survenir une inflammation violente, et l'animal est mort au bout de vingt-quatre heures.

La Sabine, avec ses propriétés emménagogues et abortives, était connue des anciens, et de tout temps elle a eu une célébrité dangereuse.

Administrée à l'intérieur, elle peut déterminer l'inflammation ou des hémorrhagies redoutables de la matrice, provoquer l'expulsion du fœtus et donner lieu à des accidents qui mettent la vie de la mère en danger.

Cette plante a été préconisée comme vermifuge par les uns ; contre la goutte, les rhumatismes, les fièvres intermittentes, etc., par les autres, mais nous ne saurions trop recommander de n'en faire usage que sur les prescriptions des hommes de l'art, à cause de la violence de ce médicament.

Depuis quelques années, les horticulteurs ont déclaré une guerre acharnée à la Sabine, à cause de l'influence fâcheuse qu'elle exerce sur les poiriers. Aussi recommandent-ils de l'arracher des jardins où elle se trouve. Voici pourquoi : on s'était aperçu qu'un champignon propre à la Sabine (le *Gymnosporangium Sabinæ*), était le point de départ de la rouille du poirier, connue en botanique sous le nom d'*Œcidium cancellatum*. Ce fait a été longtemps controversé, mais la science paraît aujourd'hui d'accord avec l'observation pour reconnaître que le champignon parasite de la Sabine, transporté sur le poirier, passe à l'état d'*Œcidium cancellatum*, et réciproquement, il redevient le *Gymnosporangium Sabinæ*, s'il est rapporté sur la Sabine. C'est là un fait curieux de génération alternante qui prouve, dit M. le professeur Delaville, de Beauvais, la nécessité d'éloigner la Sabine des vergers de poiriers.

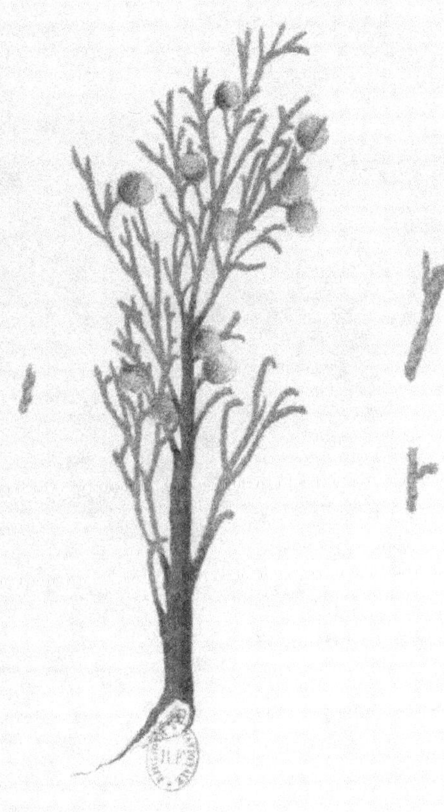

SABINE.

JUNIPERUS SABINA.

IF.

TAXUS BACCATA.

Famille des Cupressinées.

Etym.: Du grec roxos (arc), à cause de l'usage que l'on faisait
du bois. (*Hoefer.*)

Syn. vulg.: If commun, If d'Europe, If-vetean, If-à-baies.

Arbre très-rameux ordinairement dès la base, robuste,
à branches très-rapprochées. Feuilles brièvement
pétiolées, éparses, linéaires-aiguës, à bords souvent
un peu roulés en dessous. Fleurs dioïques. Fruit subglobuleux, drupacé, d'un beau rouge à la maturité, à
suc mucilagineux sucré. Graîne brunâtre, luisante.

L'If croît spontanément dans les montagnes de la Suisse, de la Savoie et du midi de la France, etc. Il est fréquemment cultivé dans les parcs et les jardins publics, où il est déformé par les tailles bizarres qu'on lui fait subir. Il fleurit en mars-avril et fructifie d'août à septembre.

Dès les temps les plus reculés, les propriétés de l'If ont été considérées comme dangereuses. On le regardait, à cause de son feuillage sombre et triste, comme un arbre lugubre; on l'associait aux Cyprès dans le séjour des morts et dans les cérémonies funèbres. Dans leur mythologie, pleine d'allégories ingénieuses, les anciens prétendaient que les rives du Styx et de l'Achéron en étaient ombragées. Théophraste, auteur grec, qui vivait deux siècles avant Jésus-Christ, a regardé les feuilles comme un poison pour les chevaux, mais il ajoute que les fruits, mangés par les hommes, ne leur sont point nuisibles. De leur côté, *Galien*, *Pline*, *Dioscoride*, avaient reconnu à l'If des propriétés délétères.

Beaucoup d'idées erronées ont été répandues au sujet de cet arbre; on a prétendu que son ombre même, comme celle du Mancenillier, pouvait donner la mort. Il est vrai que la plupart des gens peuvent séjourner impunément au milieu d'Ifs, même fraîchement taillés, mais il n'en est pas moins exact que, chez certaines personnes, les émanations qui s'en dégagent peuvent, à la longue, produire des accidents. Ses feuilles sont un poison pour les chevaux, les ânes, les moutons et les vaches, et il est à remarquer que ces animaux ne les mangent guère que pressés par la faim.

« L'étude de ses effets sur l'homme a démontré, dit le *Dᵉ Saffray*, qu'il agit d'abord comme poison irritant et âcre, provoque des vomissements et des évacuations et cause l'inflammation de l'estomac ; puis, lorsque l'absorption commence à se faire, on remarque une action narcotique et stupéfiante ; inquiétude, éblouissement, syncope ; les victimes tombent comme foudroyées. »

En ce qui concerne les fruits, ils ne sont dangereux ni pour l'homme, ni pour les enfants ; les oiseaux en sont friands : on a vu des enfants en manger, même en assez grande quantité, sans en être incommodés, cependant l'excès peut produire la dyssenterie. L'amande, dépouillée de sa pulpe, a un peu la saveur des noisettes ; elle est, dit-on, nourrissante, assez agréable, mais elle devient âcre en vieillissant, et alors elle est malsaine.

En résumé, l'If est un arbre qu'il faut connaître plutôt pour s'en abstenir que pour essayer ses vertus médicinales, qui sont peu ou mal déterminées.

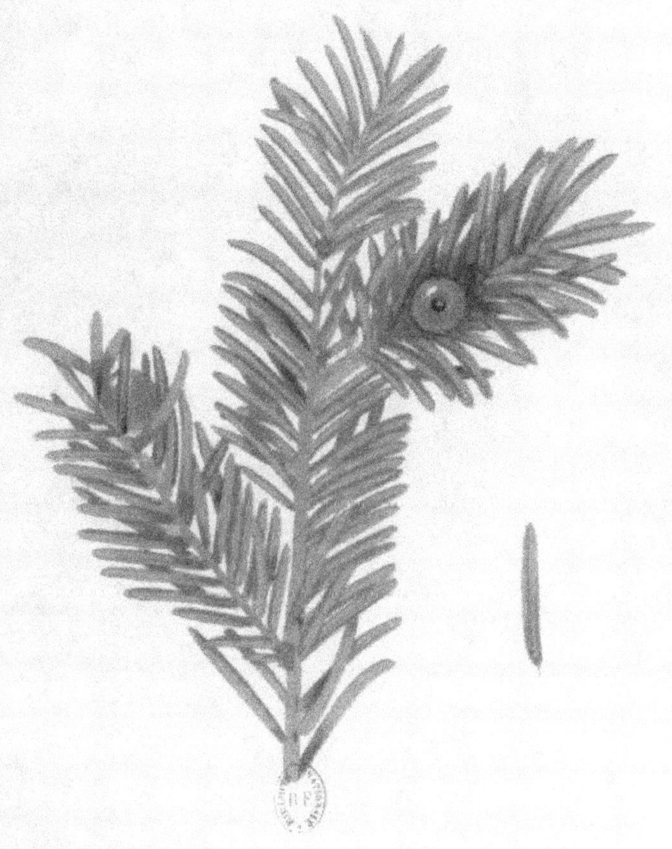

IF.

TAXUS BACCATA,

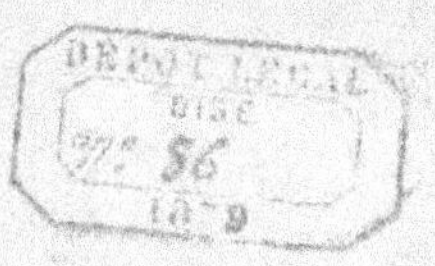

BOUILLON BLANC.

VERBASCUM THAPSUS.

Famille des Verbascées.

Etym. : VERBASCUM, altération du mot BARBASCUM (barbu).

Syn. vulg. : Molène, Bonhomme, Herbe-de-saint-Fiacre, Cierge-de-Notre-Dame, Bouillon mâle, Herbe-à-Bonhomme.

Plante bisannuelle, de 50 cent. à 1 m. 50 de hauteur. Tige dressée, robuste, simple ou peu rameuse, tomenteuse, laineuse, ailée par la décurrence des feuilles. Feuilles très-grandes, épaisses, ovales-oblongues, tomenteuses, laineuses, sessiles, blanches ou d'un vert jaunâtre : les radicales rétrécies en pétiole à la base ; les caulinaires dressées, à limbe décurrent sur la tige, au moins d'un côté, dans toute la longueur de l'entre-nœud. Fleurs jaunes, disposées en une longue grappe spiciforme, terminale, dressée, très-compacte, ordinairement simple. Calice à 5 divisions profondes, ovales. Corolle rotacée, à 5 divisions arrondies. Etamines 5, inégales, inclinées; 1 style, indivis, renflé au sommet. Capsule ovoïde à 2 loges, bivalve.

Le Bouillon blanc est commun dans les champs en friche, les lieux incultes et sur le bord des chemins. On doit récolter les fleurs aussitôt qu'elles sont épanouies, dans les mois de juillet et août, et les faire sécher le plus promptement possible, afin d'éviter qu'elles brunissent. Les feuilles peuvent se récolter pendant toute la belle saison.

Les fleurs ont une odeur légèrement balsamique, une saveur mucilagineuse. Les feuilles fraîches ont quelque chose de narcotique, leur saveur est herbacée avec une légère amertume comparée par *Bergius* à celle du Raifort, qui trouvait l'arôme des fleurs analogue à celui de l'Iris de Florence.

Les propriétés du Bouillon blanc sont adoucissantes et pectorales. On emploie les fleurs et les feuilles en infusion dans les catarrhes pulmonaires peu intenses, le crachement de sang, principalement dans les irritations des organes digestifs et urinaires, où elles rendent de véritables services.

Le Bouillon blanc est un remède tout-à-fait domestique et généralement mis en usage, soit intérieurement, soit extérieurement, par les habitants des
campagnes, dans tous les cas où les émollients et les
adoucissants sont indiqués.

« Les feuilles bouillies dans du lait et appliquées en
cataplasme sur les hémorrhoïdes douloureuses, appor-
tent un soulagement, surtout si l'on mêle à ce cataplasme
autant de feuilles de Jusquiame. » (*Caxin.*) Ecrasées et
appliquées localement, elles guérissent rapidement les
ulcères vésiculeux de la peau ainsi que les plaies pro-
duites par l'action irritante des renoncules : « Ce que
n'ignorent pas, dit *G. Hoffmann*, les gueux qui se font
venir des ulcères à la peau pour exciter la pitié pu-
blique. »

Les fleurs du Bouillon blanc se préparent en infusion, à la dose d'une pincée pour 500 gr. d'eau, mais
il est nécessaire de passer cette infusion, parce qu'il
existe sur les fleurs de petits poils qui, s'arrêtant à la
gorge, pourraient causer de l'irritation et provoquer la
toux.

Les feuilles se préparent en décoction, à la dose de
30 à 60 gr. par litre d'eau.

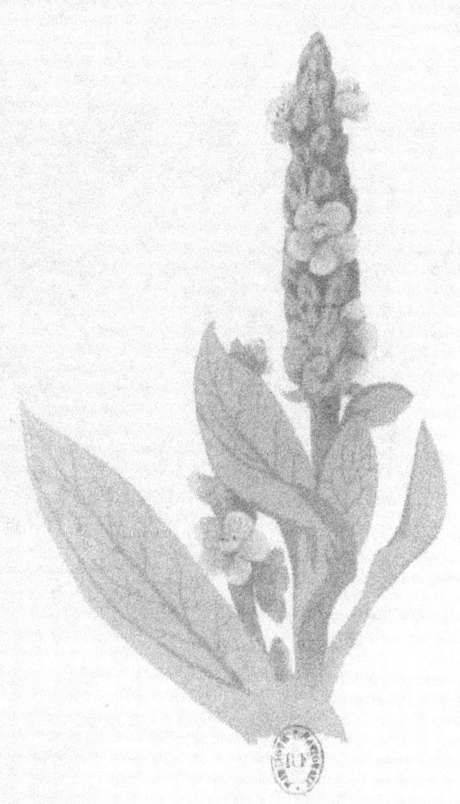

BOUILLON BLANC.

VERBASCUM THAPSUS.

———

PATIENCE.

RUMEX PATIENTIA.

———

Famille des Polygonacées.

Etym.: RUMEX, nom employé par les anciens ; il signifie *Pique*, peut-être par allusion au suc acide de quelques espèces. (*Hoefer.*)

Syn. vulg.: Patience-des-jardins, Grande-Patience, Parelle, Dogne, Choux-de-Paris, Epinard immortel.

Plante de 75 cent. à 1 m. 50 de hauteur, vivace, à tige très-robuste, cannelée, rameuse supérieurement. Feuilles ovales lancéolées, très-grandes et allongées, minces, cordées ou atténuées à la base, entières, un peu ondulées. Fleurs verdâtres, petites, disposées en faux verticilles multiflores, dépourvues de feuilles bractéales, rapprochées et disposées à la maturité en épis compactes. Périanthe à 6 divisions, dont les 3 internes deviennent très-grandes, les 3 externes sont réfléchies; 6 étamines. Ovaire à 3 styles capillaires. Fruit triangulaire recouvert par les folioles du calice.

La PATIENCE est commune dans les lieux humides et au voisinage des habitations. Elle fleurit de juin en août. On la cultive, dans beaucoup de jardins potagers, sous le nom d'*Epinard immortel*, qu'il ne faut pas confondre, comme l'ont fait plusieurs, avec la Rhubarbe-des-Moines (*Rheum Rhaponticum*), car ses vertus culinaires sont de médiocre qualité.

Au point de vue médical, la racine est la seule partie de cette plante qui soit employée. Elle est grosse, longue, fusiforme, fibreuse, brune en dehors, jaunâtre intérieurement. Son odeur est faible, sa saveur est acerbe, un peu amère. Elle fournit une matière extractive, du mucilage, du soufre et du tanin.

La racine de PATIENCE est tonique, diaphorétique et dépurative. Elle est employée dans les maladies de la peau, l'ictère, les obstructions des viscères abdominaux, la syphilis et les affections atoniques du canal digestif.

Elle se prend en décoction, à la dose de 30 à 60 gr.

par litre d'eau. « Les gens de la campagne, dit *Cazin*, mettent de la racine de PATIENCE dans presque toutes les tisanes ; ils la regardent comme propre à purifier le sang. »

La pulpe de la racine s'applique utilement sur les ulcères de mauvais caractère. On en prépare, dans les campagnes, une pommade pour guérir la gale, en mêlant cette pulpe bouillie dans du vinaigre avec de la graisse de porc et du soufre en poudre (16 gr. de chaque).

Il existe plusieurs autres espèces de PATIENCE qui ont à peu près les mêmes propriétés que celle qui précède, notamment :

La PATIENCE AQUATIQUE (*Rumex hydrolapathum*) ou Herbe britannique, que l'on rencontre sur le bord des rivières et des canaux, étangs, fossés aquatiques. Les racines sont fort grosses, jaunâtres à l'intérieur.

La PATIENCE CRÉPUE OU FRISÉE (*Rumex crispus*), que l'on rencontre sur le bord des chemins, dans les prairies, les pâturages, au pied des murs. La racine est d'un rouge-brun au dehors.

La PATIENCE SANGUINE (*Rumex sanguineus*) ou Oseille rouge, Sang-Dragon. Les tiges et nervures des feuilles sont d'un rouge de sang. Elle est cultivée et quelquefois subspontanée dans les villages et les basses-cours. On la croit originaire de la Virginie. Cette plante est plutôt astringente, acerbe, qu'apéritive ou diaphorétique. Quelques-uns, dit *Chomel*, prétendent que son extrait, mis dans le nez, rétablit l'odorat.

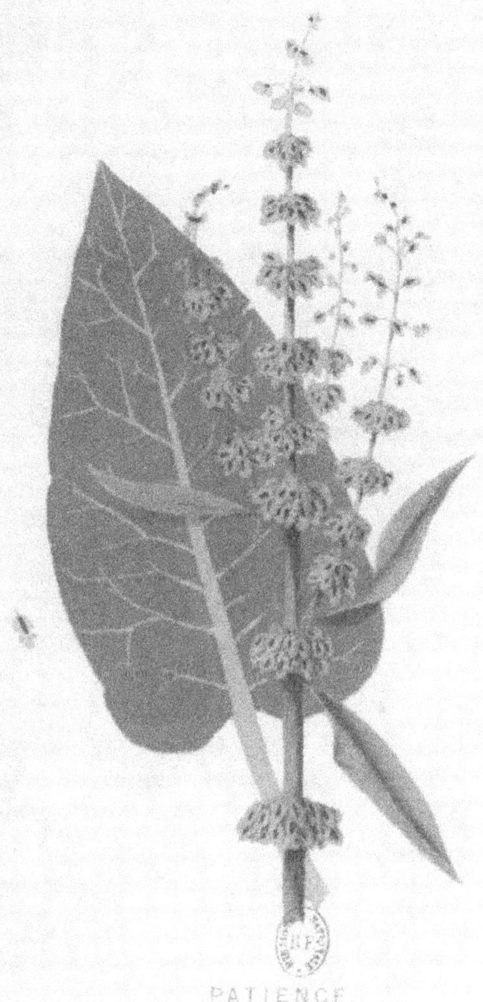

PATIENCE.

RUMEX PATIENTIA.

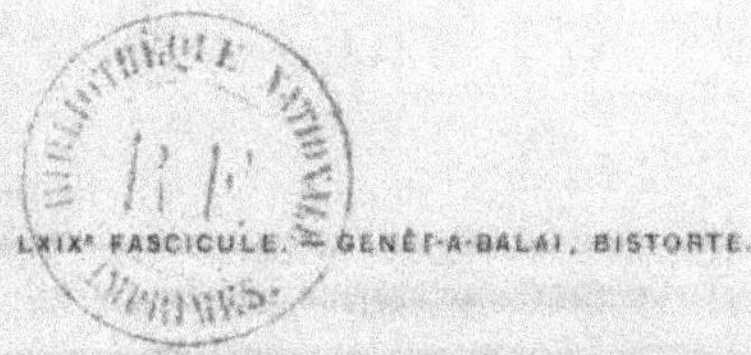

GENÊT-A-BALAI.

GENISTA SCOPARIA.

Famille des Papilionacées.

Étym.:

Syn. vulg.: Genêt commun, Genettier, Genette, Géniau, Juniesse, Spartier-à-balais, le Sparte commun.

Sous-arbrisseau de 1 à 2 mètres, très-rameux, à rameaux effilés, dressés, glabres, marqués d'angles verts par la décurrence des feuilles. Feuilles inférieures pétiolées, trifoliolées, à folioles oblongues-obovales pubescentes, les supérieures et les florales presque sessiles, très-petites. Fleurs d'un jaune d'or, grandes, axillaires solitaires ou géminées, rapprochées en grappes terminales. Calice scarieux à deux lèvres courtes. Corolle à étendard ascendant suborbiculaire, dépassant les ailes et la carène. Étamines monadelphes. Style filiforme. Légume comprimé polysperme.

Le Genêt-a-Balai est commun dans les bois sablonneux, les bruyères, les lieux incultes, où il fleurit d'avril à juin. C'est une excellente plante dont les effets sont précieux contre les hydropisies et dans toutes les maladies des voies urinaires. Elle est en outre purgative et on l'emploie encore extérieurement pour résoudre les tumeurs et conjurer les abcès froids.

Les feuilles, les tiges et les semences du Genêt-a-Balai sont utilisées ; les feuilles, les jeunes surtout, sont douées d'un principe amer, les semences contiennent une huile purgative, et enfin les tiges, réduites en cendre, procurent le moyen de préparer une lessive résolutive que l'on emploie avec succès, dit *Cazin*, en douches et en fomentations, non-seulement dans les engorgements des mamelles, mais aussi contre l'œdème, les engorgements scrofuleux, les tumeurs blanches, en un mot, dans tous les cas où les fomentations, les douches et les bains alcalins sont indiqués.

Cette lessive se prépare comme toutes les lessives : de l'eau chaude sur de la cendre, en ayant soin que la cendre soit environ d'un vingtième proportionnellement à la quantité d'eau dans laquelle on l'a fait infuser.

On assure que la cendre de GENÊT, infusée dans du vin blanc, est un excellent diurétique qui agirait sûrement et promptement dans certaines hydropisies. Ce remède, dit-on, débarrassa le maréchal de Saxe d'une hydropisie contre laquelle on avait inutilement mis en usage les ordonnances des plus célèbres médecins de l'armée et de la faculté de Paris.

Voici, du reste, quelques manières d'employer le GENÊT :

A l'intérieur, décoction concentrée de l'herbe ou des fleurs, de 30 à 60 gr. par kilog. d'eau ;

Suc exprimé des branches tendres, 15 à 30 gr.; seul ou mêlé au miel comme purgatif ;

Semences en poudre, de 2 à 4 gr., infusées pendant une nuit dans un verre de vin blanc, comme émétocathartique, purgatif ou diurétique, suivant la dose administrée.

Vin (cendres de GENÊT), 30 à 45 gr. en infusion à froid dans un kilg. de vin blanc ou de bon cidre. On en donne 60 à 90 gr., deux ou trois fois par jour, comme diurétique.

A l'extérieur : lessive de cendres, décoction, en cataplasmes, compresses, douches et fomentations.

On retire des jeunes rameaux du GENÊT-A-BALAI, en

les faisant rouir, une filasse dont on peut fabriquer du fil, des cordes et de la toile grossière.

Dans certaines contrées, on cultive même cette plante comme fourrage pour les vaches, les brebis et les chèvres, qui la mangent volontiers. On leur en fait aussi de la litière qui sert ensuite de bon engrais.

Les feuilles et les jeunes branches teignent en jaune solide les étoffes alunées ; avec la dissolution de fer, elles teignent en olive très-solide. (*Duchesne.*)

Le *Genista tinctoria* ou GENÊT-DES-TEINTURIERS, également appelé : Bois-vert, Fleurs-des-Teinturiers, Genestrolle, Genette, Gilbe, Herbe-aux-Teinturiers, Herbe-de-pâturage, Marjolaine, Herbe-à-jaunir, se rencontre dans les mêmes endroits que le précédent, auquel il ressemble beaucoup par ses caractères physiques et médicamentaux. Ses feuilles sont également jaunes, mais en épis droits plus garnis et terminaux, s'épanouissant un peu plus tard ; ses rameaux sont droits, striés, munis de feuilles alternes, lancéolées, éparses.

On cultive dans les jardins, les parcs et les promenades publiques, à cause de son odeur suave, le *Genista juncea*, GENÊT-D'ESPAGNE. Cette plante possède les mêmes qualités que le GENÊT-A-BALAI, mais à un plus haut degré.

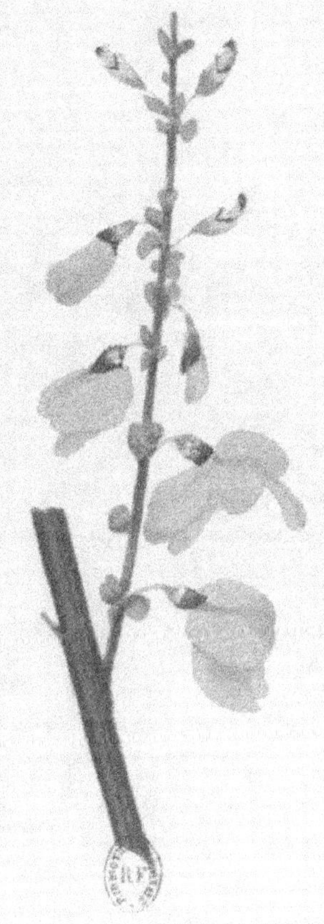

GENÊT-A-BALAI.

GENISTA SCOPARIA.

BISTORTE.

POLYGONUM BISTORTA.

Famille des Polygonacées.

Etym. : De BIS (deux fois), TORTUS (tordu), par allusion à la
forme de sa racine.

Syn. vulg. : Renouée-Bistorte, grande Bistorte, Feuillotte, Serpentaire femelle, Serpentaire mâle, Serpentaire rouge, Cou-
leuvrine.

Plante vivace, herbacée. Souche épaisse, rampante,
contournée deux fois sur elle-même et torse. Tiges de 50
à 60 cent., dressées, simples. Feuilles ovales lancéolées,
à limbe décurrent sur le pétiole, glauques en dessous,
vertes en dessus, les radicales ayant un long pétiole

engaînant à la base, les supérieures sessiles. Fleurs petites, roses, disposées en épi compacte terminal solitaire, ovoïde ou oblong-cylindrique. Calice coloré, 5-denté ; corolle nulle. Étamines 8, plus longues que le calice ; styles 3, soudés seulement à la base. Stigmates très-petits. Fruits lisses et luisants.

La Bistorte croît dans les prairies humides, sur les côteaux tourbeux. Elle est fréquemment cultivée dans les jardins, où elle fleurit de mai à juillet.

La racine, qui est la partie la plus importante, est ligneuse, cassante, fibreuse, géniculées ou plusieurs fois repliée sur elle-même, brune en dehors, rougeâtre intérieurement, et inodore. Sa saveur acerbe, styptique, décèle un principe fortement astringent ; elle contient, en effet, une très-grande proportion de tannin et d'acide gallique. C'est un de nos médicaments indigènes les plus précieux et qui est trop négligé.

La Bistorte s'emploie avec succès dans les cas d'écoulements muqueux ou sanguins atoniques, tels que les flueurs blanches, la diarrhée chronique, l'hémorrhagie passive, la dyssenterie, après avoir combattu les symptômes inflammatoires.

On la prescrit pour donner du ton aux organes affaiblis.

Elle s'emploie aussi en gargarisme, infusée dans du

vin, pour combattre les maux de gorge, raffermir les gencives et déterger les aphtes ; — en décoction, contre les fissures de l'anus.

Cette racine peut être employée avec autant d'avantage que celle du Ratanhia dans tous les cas où celle-ci est ordonnée. Elle a , de plus, le mérite d'être à la portée de tous.

La racine de BISTORTE, mélangée avec de la poudre de Gentiane, à la dose de 4 à 12 gr. par jour, jouit d'une action fébrifuge. Associée au *Calamus aromaticus*, elle aurait guéri des fièvres intermittentes. Les astringents combinés avec les amers et surtout avec les aromatiques, sont d'ailleurs d'excellents fébrifuges.

On prescrit la racine de BISTORTE en décoction, à la dose de 30 à 60 gr. par litre d'eau ; en macération, 15 à 30 gr. par litre d'eau froide ;

En poudre, 2 à 3 gr. dans du vin, du sirop ou du miel, comme tonique, astringente.

Elle entre dans la composition du Diascordium.

La racine de BISTORTE, au moyen de quelques lotions, perd sa stypticité ; elle fournit alors une fécule qui , mêlée en proportion même assez considérable à la racine de froment, n'altère pas la qualité du pain. Elle a fréquemment concouru à cet usage dans plusieurs contrées du Nord, particulièrement en Russie.

La graine peut être employée pour la nourriture des oiseaux de basse-cour. Tous les bestiaux broutent les feuilles dans les pâturages, les chevaux seuls les dédaignent.

Damboureux place cette racine parmi les plantes tinctoriales indigènes ; l'écorce teint mordoré et couleur de castor les étoffes qui ont reçu un mordant de bismuth, et les tanneurs l'ont souvent employée utilement.

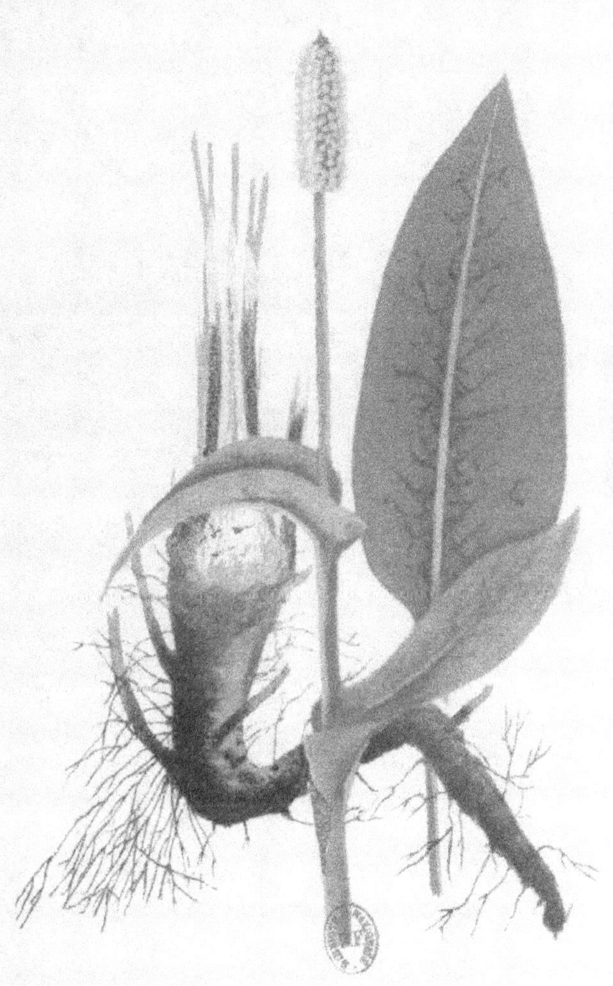

BISTORTE

POLYGONUM BISTORTA

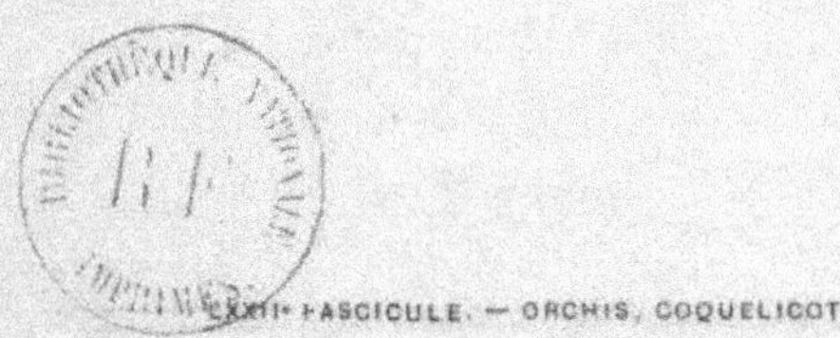

ORCHIS.

ORCHIS MASCULA.

***

Famille des Orchidées.

Etym. : Du grec ORKIS (testicule), à cause de la forme des bulbes.

Syn. vulg. : Orchis mâle, Testicule-de-Chien, Salep français, Mâle-Fou, Satirion mâle.

Plante de 30 à 40 cent. de hauteur, vivace. Tige droite, simple, arrondie, glabre, munie dans la moitié inférieure de feuilles oblongues ou oblongues lancéolées, souvent marquées de tâches brunes. Racine formant deux bulbes entiers, ovoïdes ou subglobuleux, surmontés au collet par quelques fibres radicales. Fleurs en épi lâche, allongé, purpurines, rarement blanches. Corolle à 6 pétales, dont 3 extérieurs réfléchis servant de calice ; 2 intérieurs plus larges, réunis en voûte ; l'inférieur en lèvre pendante, à trois lobes larges, dentés ; éperon ascendant ou dirigé horizontalement, cylindrique épais, obtus, égalant environ la longueur de l'ovaire.

L'Orchis mâle se rencontre dans les clairières des bois, dans les pâturages et sur les pelouses montueuses, où il fleurit d'avril à juin. A côté de cet Orchis, on peut souvent en récolter quelques autres espèces, telles que l'*Orchis morio* (Orchis bouffon), l'*Orchis militaris* (Orchis militaire), l'*Orchis bifolia* (Orchis à deux feuilles), l'*Orchis maculata* (Orchis taché), l'*Orchis latifolia* (Orchis à larges feuilles). Toutes ces plantes offrent, à l'époque de la floraison, deux bulbes ou tubercules dont l'un, en partie flétri, correspond à la tige florifère, l'autre, plus charnu, est surmonté d'un bourgeon qui, l'année d'après, donne naissance à la tige ; entre ce bourgeon et la base de la tige apparaît latéralement un bourgeon plus petit, qui reproduit la plante la troisième année. D'après cette disposition, la plante, au lieu de voyager dans une seule direction, comme le SCEAU-DE-SALOMON (*Convallaria polygonatum*), n'éprouve qu'un léger déplacement de droite à gauche et de gauche à droite.

Toutes les espèces d'Orchis contiennent dans leurs bulbes une substance blanche, amilacée et nourrissante, connue sous le nom de *Salep*, qui serait, en Orient principalement, extrait de l'*Orchis morio* et de l'*Orchis mascula*, bien que l'on puisse en fabriquer avec tous les autres ORCHIS. Le salep est une fécule considérée par les Orientaux comme un puissant analeptique, propre à réparer les forces épuisées par l'abus des plaisirs vénériens, les maladies, et qui passe même pour être aphrodisiaque. En France, on ne la considère que comme très-nourrissante, légère; on en fait d'excellents potages que l'on donne aux convalescents, principalement aux personnes qui ont souffert de quelques maladies d'estomac.

L'ORCHIS mâle, au point de vue médical, est sans intérêt. Comme ses congénères, il était connu dès la plus haute antiquité; *Théophraste, Dioscoride, Pline* et *Galien* attribuaient à ces plantes les plus merveilleuses vertus.

« La solution aqueuse de salep, rapporte *A. Bossu*, communique en peu d'heures au linge qui en est imbibé une raideur analogue à celle produite par la gomme arabique ou mieux par la gomme adragante : ce qui s'accorde parfaitement avec l'opinion de *Berzelius* et de *Lindley*, qui considèrent cette substance comme une véritable gomme. C'est ce qui nous porte à croire que le salep pourrait être substitué avec avantage à l'amidon et à la dextrine, dans la confection du bandage pour les fractures. »

La culture des Orchis n'est point facile. Ces plantes aiment la fraîcheur des bois et des prairies ; pour les propager avec quelques succès, il faut leur donner une terre franche, légèrement humide, sablonneuse et ombragée. On les multiplie par leurs graines, qui sont extrêmement fines, et par leurs bulbes.

Quant à ces derniers, leur récolte se fait généralement après la floraison de la plante. Lorsque l'on veut les conserver pour en faire du salep, on les fait bouillir un instant, après toutefois les avoir bien lavés dans une suffisante quantité d'eau, on les égoutte et on les enfile en manière de chapelet, puis on les expose au soleil, où elles acquièrent la dureté de la gomme arabique.

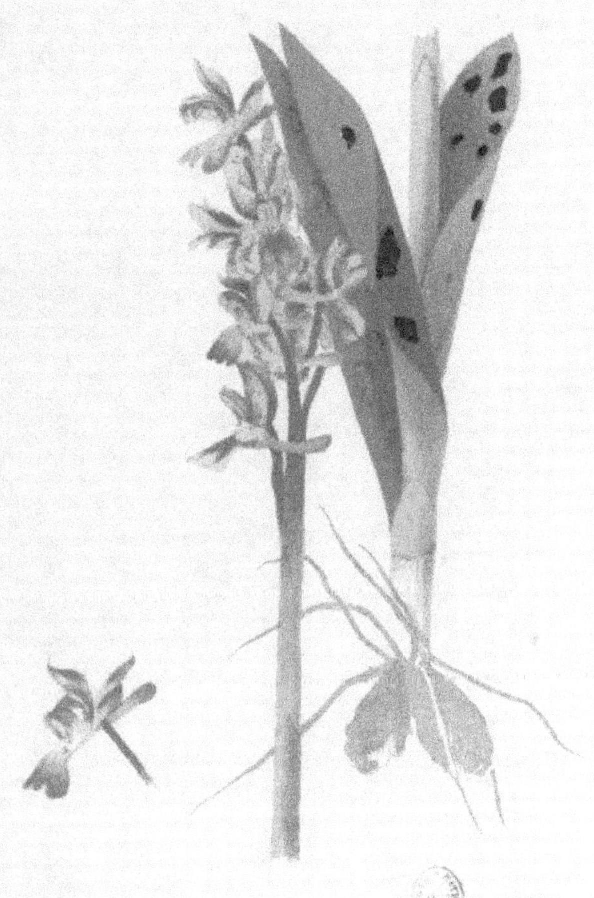

ORCHIS.

ORCHIS MASCULA.

COQUELICOT.

PAPAVER RHŒAS.

Famille des Papavéracées.

Etym.: On attribue l'étymologie du nom de PAPAVER au mot celtique PAPA (bouillie), parce qu'on mettait le suc de cette plante dans de la bouillie pour faire dormir les enfants. (*Hoefer.*)

Syn. vulg.: Confanon, Coprose, Coq, Coq-ponceau, Ponceau, Grave-Otte, Mahon, Moine, Pavot rouge des champs, Pavot rouge sauvage, Pavot-Coq.

Plante herbacée annuelle. Tige dressée et rameuse de 30 à 60 cent., hérissée de poils raides. Feuilles velues, ordinairement pinnatipartites, à lobes oblongs lancéolés et dentés. Fleurs d'un rouge éclatant, grandes, terminales, portées sur de longs pédoncules hérissés de poils. Calice à 2 folioles couverts de poils raides étalés. Corolle à 4 grands pétales ayant une tache noire à la base. Etamines en nombre indéfini. Capsule obovale-subglobuleuse, glabre, s'ouvrant au sommet sous le multiple stigmate. Graines petites, nombreuses.

Le Coquelicot est commun dans les champs, les moissons, les terrains remués, où il fleurit de mai à août. Son odeur est vireuse, désagréable dans les fleurs, à peu près nulle dans le reste de la plante. Ses fleurs contiennent un principe colorant et une assez grande proportion de mucilage. On les prescrit en infusion dans les inflammations de poitrine, les toux sèches et quinteuses, la coqueluche, l'asthme ; contre l'insomnie, les irritations intestinales, les toux nerveuses.

Les capsules vertes du Coquelicot contiennent un suc jaunâtre qu'on peut convertir en extrait qui aurait les avantages de l'opium sans en avoir les inconvénients. Judicieusement employé, il produit des effets vraiment sédatifs.

Les fleurs de Coquelicot se prennent à la dose de 4 à 16 gr. par litre d'eau ; le sirop, à la dose de 30 à 60 gr., pour édulcorer les tisanes, et l'extrait (capsules), 2 à 4 gr.

« *Chomel* (pl. us.) affirme qu'une décoction faite avec 12 têtes de COQUELICOT, une poignée d'orge et 2 onces (60 gr.) de réglisse pour 3 pintes d'eau (1,500 gr.), est très-utile dans les affections de poitrine ; que l'extrait qu'on en prépare, administré à la dose de 2 à 4 gr., est anodin et procure un sommeil fort doux. »

La récolte des fleurs de COQUELICOT est des plus faciles, elle se fait tant que dure la floraison. Il faut, aussitôt après les avoir cueillies, les étendre avec soin sur du papier, sans les froisser, et les porter à l'étuve. Si la dessiccation s'opère bien, leur couleur rouge vif se change en rouge terne ; dans le cas contraire, elles noircissent. On les conserve en lieu sec dans des vases clos.

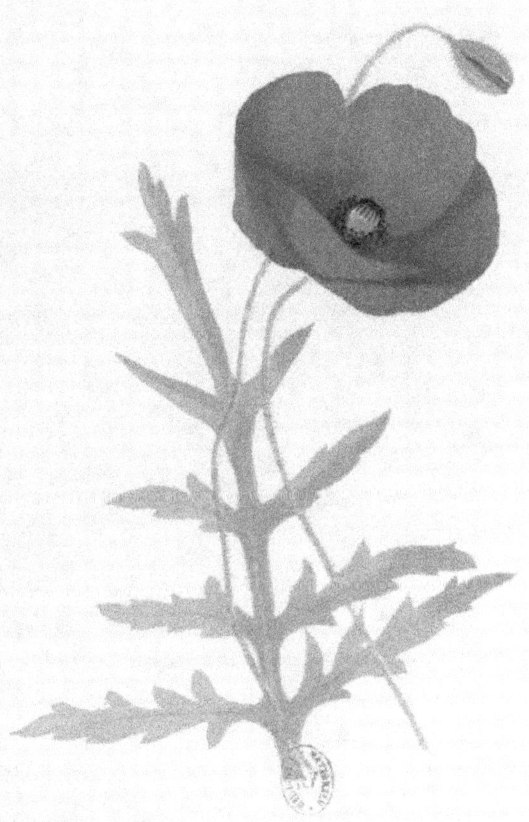

COQUELICOT.

PAPAVER RHŒAS.

LAURIER.

LAURUS NOBILIS.

Famille des Lauracées.

Etym. : LAURUS, nom employé par les Romains pour désigner le LAURIER COMMUN, que les Grecs appelaient DAPHNÉ. Suivant *de Théis*, le mot LAURUS dérive du celtique LAWR (verdoyant). (*Hoefer*.)

Syn. vulg. : Laurier-d'Apollon, Laurier-franc, Laurier-sauce, Laurier-à-Jambons, Laurier commun, Laurier noble.

Arbre toujours vert, d'une très-belle forme, atteignant de 5 à 10 mètres et plus de hauteur, suivant le climat. Tige dressée, rameuse. Feuilles alternes, ovales-aiguës, entières, fermes, lisses, ondulées sur les bords, persistantes, d'un vert luisant plus ou moins foncé. Fleurs d'un jaune blanchâtre, petites, dioïques ; les mâles en petits faisceaux munis chacun de 4 bractées caduques, et ayant le calice à 4 ou 5 divisions profondes ; 8 à 12 étamines. Fleurs femelles formant aussi de petits capitules involucrés ; style épais et court, recourbé, sur un ovaire uniloculaire ; fruit ovoïde, d'un bleu noirâtre à sa maturité.

Le Laurier croît naturellement en Italie, en Grèce, en Espagne, etc. Il est aujourd'hui naturalisé dans plusieurs départements du Midi de la France. On le cultive en pleine terre dans les jardins du Nord, mais il craint les frimas. Aucun arbre n'a joui, chez les anciens, d'une plus grande célébrité. Il était particulièrement consacré à Apollon, qui l'adopta pour son arbre favori, lorsque Daphné, fuyant ses embrassements, fut convertie en Laurier. Il servait à couronner les héros et les poètes, et on le plantait aux portes et autour des palais des empereurs et des pontifes.

C'était une croyance généralement répandue que jamais le Laurier n'était frappé de la foudre, et *Pline* rapporte que l'empereur Tibère se couronnait de Laurier dans les temps d'orage, pour se mettre à l'abri du tonnerre.

Au Moyen-Age, le Laurier a servi dans nos universités à couronner les poètes, les artistes et les savants distingués par de grands succès. La couronne qui ceignit longtemps, dans les écoles de médecine, la tête des jeunes docteurs, devait être faite avec les rameaux de cet arbre, garnis de leurs baies, ainsi que l'indiquent les titres de *bachelier*, *baccalauréat* (baies de Laurier, *Baccæ Laureæ*). Les statues d'Esculape étaient couronnées de feuilles de Laurier. Aujourd'hui, on les fait encore figurer sur la tête des souverains dont l'effigie est gravée sur les pièces de monnaies. Malgré ces illustres emplois, comme les cordons-bleus de tous degrés font entrer ses feuilles dans le *bouquet* destiné à relever le goût de leurs préparations culinaires, le Laurier noble a été baptisé démocratiquement Laurier sauce, ce qui ne lui retire rien de sa valeur.

Toutes les parties du Laurier sont odorantes. Les feuilles et les baies sont les parties employées en médecine. Les premières sont douées d'une odeur balsamique, d'une saveur chaude, aromatique, amère et piquante, et lorsqu'on les brûle, elles répandent une fumée d'une odeur suave. Elles sont réputées contre les débilitations d'estomac, les maladies nerveuses, les gastralgies, les spasmes et les faiblesses. Elles sont excellentes pour aiguiser l'appétit et faciliter la digestion.

Les fruits ou baies du Laurier possèdent des propriétés plus prononcées que les feuilles et qui sont dues à une huile volatile contenue en grande quantité dans le péricarpe. L'amande fournit aussi une huile grasse verdâtre, semi-solide, dont on se sert extérieurement pour faire des embrocations résolutives dans le rhumatisme chronique, la paralysie, les engorgements des articulations, les infiltrations, etc. Ce que l'on vend généralement dans le commerce pour de l'huile de LAURIER, est tout simplement le produit de la macération des baies et des feuilles écrasées dans le saindoux.

Lorsque l'on veut se servir des feuilles de LAURIER pour préparer une tisane calmante, il suffit d'en mettre 5 à 6 feuilles dans un litre d'eau environ.

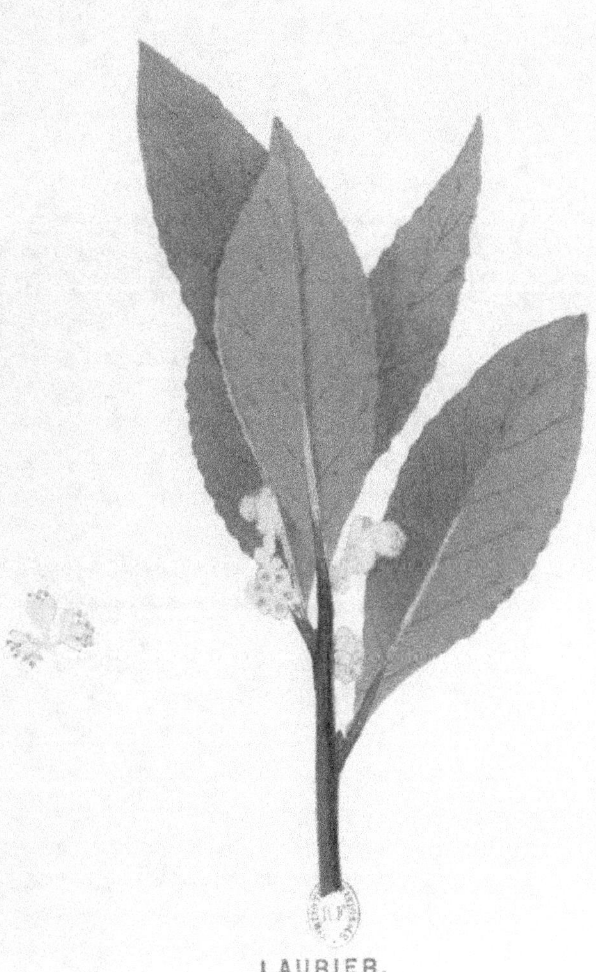

LAURIER.

LAURUS NOBILIS.

SERPOLET.

THYMUS SERPYLLUM.

Famille des Labiées.

Etym. : Thymus, de Thumos (esprit), parce que les plantes de ce
genre passaient pour réveiller les esprits des animaux. (*Hoefer.*)

Syn. vulg. : Thym bâtard, Pouliot bâtard, Serpoule, Thym sauvage, Pillolet, Poleur.

Plante de 10 à 15 cent., vivace. Tiges nombreuses,
sous-frutescentes à la base, rameuses et touffues, couchées, puis redressées dans leur partie supérieure.
Feuilles petites, opposées, glabres ou pubescentes,
ordinairement longuement ciliées à la base, ovales ou
oblongues, rétrécies en forme de pétiole. Fleurs petites,

roses ou purpurines, plus rarement blanches, disposées en glomérules pluriflores, rapprochées en têtes subglobuleuses ou en épis interrompus. Calice à dents ciliées. Corolle à tubes inclus ou dépassant à peine le calice, bilabiée. Etamines 4.

Le Serpolet croît de juin à octobre sur les côteaux arides, sur les pelouses des bois, au bord des chemins et des sentiers. Il se récolte en été. On sèche la plante entière et fleurie ; par la dessiccation, elle ne perd aucune de ses propriétés. Sa saveur est amère et d'une odeur agréable, aromatique, excitante et tonique. Il est employé depuis les temps les plus reculés comme stomachique, antispasmodique, expectorant, emménagogue et antiflatulent. Mais il faut bien dire que malgré ses incontestables vertus, le Serpolet n'est plus guère utilisé que dans la médecine populaire.

Malgré l'abandon apparent de cette plante, nous croyons devoir rapporter ici l'opinion de quelques auteurs sur son utilité, ainsi le docteur *Cazin* nous fait connaître qu'il a vu des gastralgies se dissiper par la seule infusion de cette plante prise en guise de Thé, et qu'il convient dans tous les cas où il y a relâchement, débilité, nécessité de solliciter l'action de la peau, d'augmenter les sécrétions. C'est un remède populaire contre les flueurs blanches. On donne, dit-il, le Serpolet

en infusion (12 à 15 gr. par kil. d'eau), et en poudre
(2 à 4 gr.) suspendue dans du vin ou mêlée au miel.

Linné attribue au SERPOLET la propriété de dissiper
l'ivresse et la céphalalgie qu'elle cause.

« Nous lisons dans *Ant. Bossu*, que le docteur *Joset*
raconte avoir vu, par la simple administration d'une
infusion de SERPOLET, légèrement gommée et édulcorée,
se calmer, se guérir même, quelquefois comme par
enchantement, des coqueluches que nous prenions
indifféremment à toutes les époques de leur évolution.
De même il en a été pour les angines striduleuses, les
toux quinteuses, grippales, convulsives.

« Dans les cas les plus malheureux, la toux patho-
gnomonique essentielle de la coqueluche, quand elle
n'a pas entièrement cessé au bout de quelques jours,
s'est tellement améliorée que la maladie a pu se termi-
ner par une bronchite simple, dont nous faisons aisé-
ment justice.

« Ces guérisons presque spontanées et si rapides,
obtenues presque uniquement par l'administration du
SERPOLET, ont bien pu nous autoriser à regarder cette
plante comme souveraine et en quelque sorte comme
spécifique dans les affections des voies aériennes. »

Le docteur *Martineng*, de la Seyne, vit, étant médecin
à l'armée d'Italie, en 1795, l'aumônier d'un hôpital

arrêter une hémorrhagie nasale qui avait résisté aux moyens ordinaires, chez une jeune malade de quinze ans, en introduisant dans le nez la poudre de SERPOLET. Ce remède, *secret de famille*, disait cet ecclésiastique qui n'en faisait pas un mystère, s'était montré tout aussi efficace, pris à l'intérieur, contre les hémorrhagies utérines. *(Gazette de santé, 1er décembre 1808)*.

Le SERPOLET sert aux usages extérieurs auxquels on soumet les labiées en général.

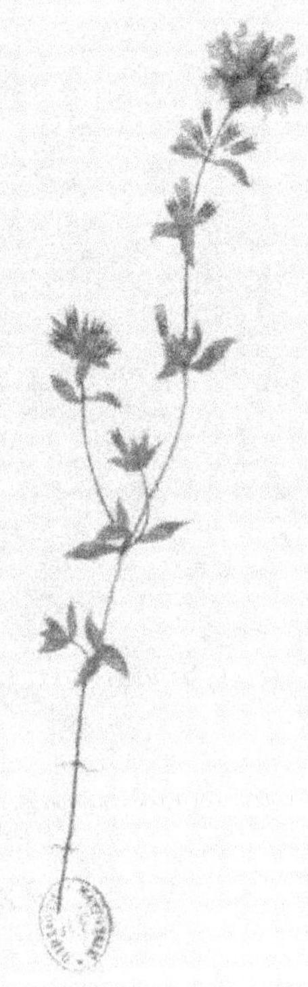

SERPOLET.

THYMUS SERPYLLUM.

BECCABONGA.

VERONICA BECCABUNGA.

Famille des Scrofularinées.

Etym.: De l'allemand, BACH-PUNGEN (plante d'eau). (*A. Bossu.*)

Syn. vulg.: Véronique aquatique, Beccabongue, Cressonnière,
Cresson-de-Chien, Cresson-de-Cheval, grand Beccabonga,
Laitue-de-Chouette, Salade-de-Chouette.

Plante herbacée, vivace. Racine fibreuse, blanche.
Tiges robustes, couchées-rampantes, puis ascendantes,
simples ou rameuses, glabres, tendres et succulentes.
Feuilles opposées, glabres, charnues, ovales ou
oblongues-obtuses. Fleurs bleues, plus rarement d'un
bleu pâle, petites, à pédicelles munis de deux bractées

étroites, disposées en grappes lâches à l'extrémité des rameaux axillaires. Calice à divisions glabres, oblongues-lancéolées. Corolle dépassant un peu le calice. Étamines 2. Capsule presque ovale, à 2 loges plurispermes. Graines très-petites, jaunâtres.

Le BECCABONGA varie beaucoup dans les proportions de sa grandeur. Dans certaines localités, il atteint à peine 15 centim., tandis que dans d'autres on rencontre la même plante atteignant presque un mètre de hauteur. Il croît aux lieux aquatiques, aux bords des fontaines et des ruisseaux, où il fleurit de mai à septembre.

Les tiges et les feuilles de cette plante sont tendres, succulentes, un peu âcres, d'une amertume assez prononcée. Elles contiennent, d'après les expériences qui ont été faites, un principe âcre, volatil, de l'albumine végétale et du sulfate de chaux. La plante fraîche fournit un suc amer et antiscorbutique.

On emploie le BECCABONGA comme antiscorbutique et dépuratif dans les mêmes cas que le cresson et le cochléaria, auxquels on le substitue parfois.

Les tiges mâchonnées, chiquées par les gens malades du scorbut, raffermissent les gencives et arrêtent souvent les hémorrhagies scorbutiques.

Les feuilles pilées s'appliquent en cataplasmes sur les ulcères scorbutiques. Dans les campagnes, on se sert avec succès de ces cataplasmes dans les engorgements laiteux et les hémorroïdes.

Le jeunes pousses de cette plante se mangent en salade ou cuites avec le pourpier, le cresson, les épinards. Mais quand on veut les employer médicalement, il faut en recueillir les individus prêts à fleurir et dans les lieux bien exposés au soleil.

Les qualités du Beccabonga le rapprochent des crucifères et l'éloignent des autres véroniques, ce qui, probablement, doit être attribué aux lieux qu'il habite.

Il est une autre espèce de Véronique que l'on peut substituer au Beccabonga. C'est la Véronique-Mouron (*Veronica anagallis*), connue sous le nom de Mouron-d'Eau. Petit Beccabongue.

Cette Véronique croît dans les mêmes lieux que la précédente : elle en diffère par ses feuilles, beaucoup plus grandes, lancéolées, un peu dentées, presque embrassantes, les grappes plus longues et plus lâches.

Elle fournit, comme le Beccabonga, un principe volatil, du sulfate de chaux et de l'albumine végétale.

Ces deux Véroniques sont recherchées par les chèvres, les moutons, les chevaux et les vaches ; mais les cochons n'en veulent pas.

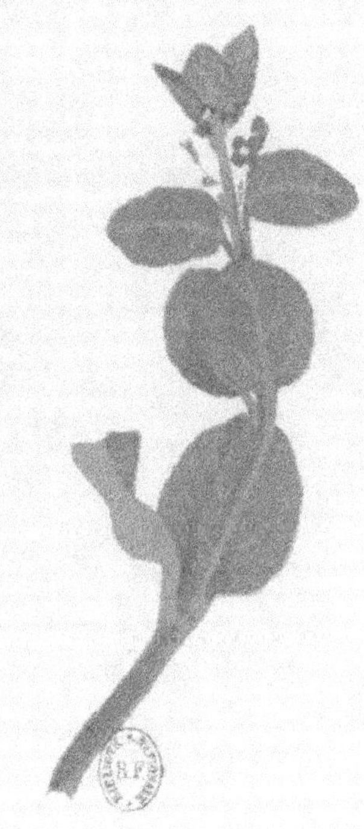

BECCABONGA.

VERONICA BECCABUNGA.

PRÊLE.

EQUISETUM ARVENSE.

Famille des Equisétacées.

Etym.: De Equus (cheval), et Seta (crin).

Syn. vulg.: Aprèle, Apprelle, Asprèle, Jeannetrôle, Jaunetrole, petite Prèle, Queue-de-Rat, Queue-de-Cheval, Queue-de-Renard, Verrine.

Plante vivace, de 30 à 40 cent. Tiges creuses, striées, rudes, les unes stériles, grêles, à cannelures profondes, munies aux articulations de verticilles de 40 à 42 feuilles ou rameaux longs et articulés ; les autres fructifères, plus grosses, paraissant les premières au printemps, simples, nues, droites, hautes de 20-25 cent. environ, renflées, à gaînes plus larges et à dents plus profondes et plus aiguës, dépourvues de rameaux verticillés, se détruisant après la maturité de l'épi. Fructification en épi terminal, conique, ventru, jaune, formé de capsules ombiliquées contenant des globules à filets élastiques, s'enroulant ou se déroulant selon les alternatives de sécheresse ou d'humidité.

La PRÊLE se rencontre dans les champs humides, les lieux frais ou marécageux et sur les berges des rivières. Elle est inodore, mais elle a un goût désagréable, austère, qui annonce une qualité astringente. Tous les *Equisetum* contiennent un acide particulier, identique à l'acide malique, chauffé à 150°.

Les propriétés astringentes et diurétiques des espèces du genre PRÊLE étaient connues des médecins les plus anciens. On en faisait usage dans l'hydropisie, la gravelle, la dyssenterie, la diarrhée, l'hémoptysie et dans toutes les hémorrhagies ; mais leur emploi a été fort négligé. Cependant, de nouvelles expériences ont été tentées avec ces végétaux, et leur propriété diurétique a été de nouveau constatée. On a remarqué qu'elle était beaucoup plus développée dans les espèces *Equisetum hyemale* (Prêle-d'Hiver, Prêle-des-Tourneurs), et *Equisetum Limosum* (Prêle-des-Bourbiers), que dans les autres.

Le Dr *Cazin* faisait usage de la Prèle dans la néphrite calculeuse.

Ces plantes, converties en cendres, donnent une grande quantité de cilice. C'est à cette propriété que doit l'*Equisetum hyemale*, étant desséché, de servir à polir les bois et les métaux.

L'emploi prolongé d'un foin renfermant une quantité notable d'*Equisetum palustre*, rapporte *A. Bossu*, produit chez les chevaux un état qui rappelle assez bien l'état d'ivresse, et qui se termine par la mort si ces animaux continuent à user de ces aliments, qu'ils mangent du reste avec avidité. *Schulze* accuse les Prèles de causer l'avortement des vaches et des brebis, quand elles se trouvent mêlées en trop grande quantité dans leur fourrage.

La Prèle doit être employée sèche plutôt que fraîche, en décoction, à la dose de 8 à 12 gr. par 500 d'eau. On donne, toutes les deux heures, une ou deux cuillerées de cette tisane aux enfants, et de 100 à 200 gr. aux adultes.

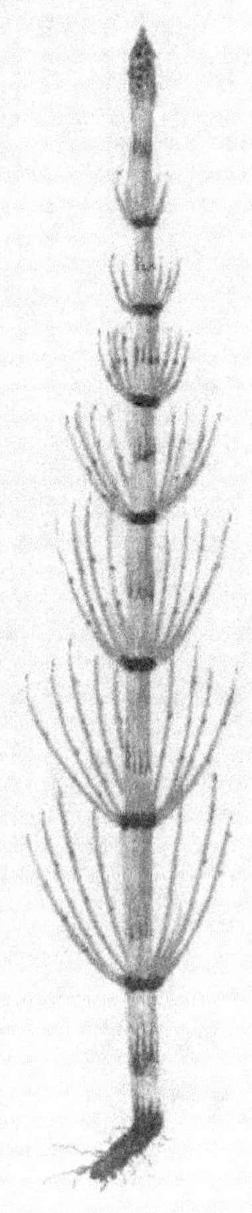

PRÊLE.

EQUISETUM ARVENSE.

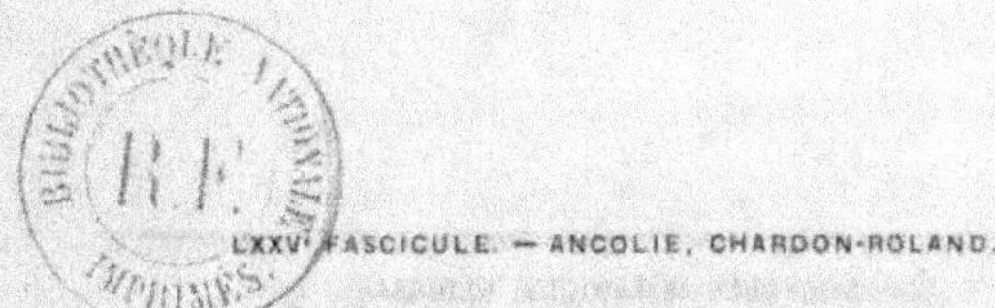

ANCOLIE.

AQUILEGIA VULGARIS.

Famille des Renonculacées.

Etym.: Du latin Aquilegium (réservoir), allusion à la forme en
urne des pétales. (*A. Bossu.*)

Selon d'autres auteurs, cette plante a été nommée *Aquilegia*,
soit parce que ses nectaires offraient une forme recourbée
comme le bec de l'aigle, soit parce qu'on lui attribuait de
rendre la vue perçante, soit parce que les éperons des pétales
ressemblent un peu aux ergots de l'aigle, *Aquila*, soit enfin
de la ville d'Aquilée, dans le territoire de laquelle elle est
abondante.

Syn. vulg.: Eglantine, Colombine, Ancholie, Ancholie com-
mune, Ancholie sauvage, Ancholie-des-Jardins, Bonne-Femme,
Clochette, Cornette, Fleur-Eglantine, Gélantine, Gants de
Notre-Dame, Gonnean, Manteau-royal, la Galantine.

Plante vivace, à souche épaisse, ordinairement rameuse. Tiges solitaires ou plus ou moins nombreuses, de 40 à 80 cent. de hauteur, dressées, rameuses supérieurement, légèrement pubescentes. Feuilles vertes en dessus, pubescentes blanchâtres en dessous, les radicales longuement pétiolées, deux fois triséquées, les caulinaires subsessiles. Fleurs grandes, pendantes et bleues à l'état sauvage ; calice à 5 sépales pétaloïdes caducs ; corolle à 5 pétales brièvement onguiculés, longuement prolongés au-dessous de leur insertion et roulés en cornet qui se termine inférieurement en éperon plus ou moins courbé. Etamines nombreuses. Ovaire à 5 carpelles. Graines ovoïdes.

L'Ancolie est assez commune dans les bois montueux, sur la lisière des forêts, où elle fleurit de mai à juillet. Cette plante, qui se fait remarquer par la beauté de son port, est communément cultivée dans les jardins, où ses fleurs doublent et varient de couleurs.

L'Ancolie participe des propriétés générales des Renoncules, de celles de l'Aconit en particulier, aussi la médecine domestique doit rarement y avoir recours, bien qu'autrefois elle ait joui d'une assez haute réputation. Les racines, les fleurs, et surtout la graine qui est mucilagineuse et âcre, étaient fréquemment employées. Aujourd'hui, on en fait très-peu d'usage.

On attribuait à cette plante des vertus apéritives, sudorifiques, diurétiques, détersives et antiscorbutiques. Sa racine ou la graine, réduite en poudre et prise dans un verre de vin, à la dose de 4 gr., a été regardée comme un très-bon remède pour calmer les douleurs néphrétiques ; la même quantité de poudre, mêlée avec un peu de safran, et délayée dans la même liqueur, a eu également de la réputation pour guérir la jaunisse. Enfin, on l'a employée comme diaphorétique, pour hâter l'éruption de la rougeole et de la petite vérole.

La racine d'Ancolie, infusée dans du vin avec du Beccabonga, du Cochléaria et du Cresson de fontaine, est un excellent antiscorbutique.

Avec les fleurs d'Ancolie, on fait un sirop d'une belle couleur bleue, qui sert comme réactif chimique et qui décèle, mieux que celui de violette, les acides et les alcalis.

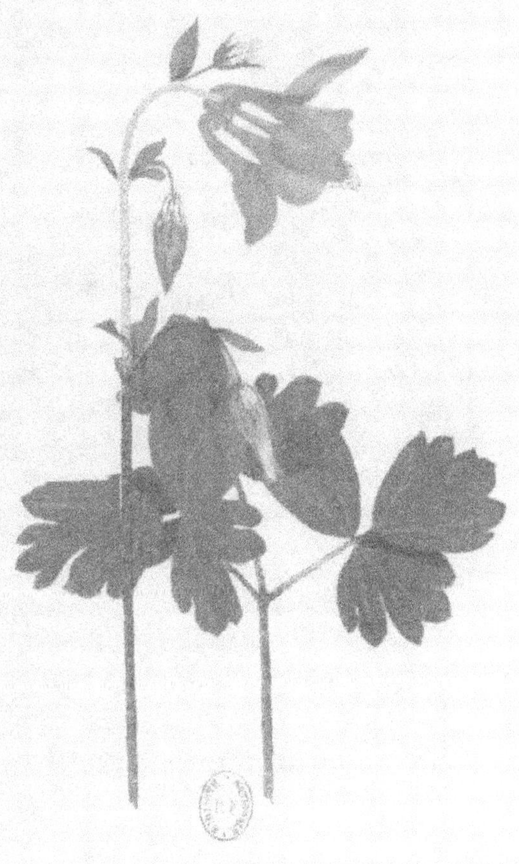

ANCOLIE.

AQUILEGIA VULGARIS.

CHARDON-ROLAND.

ERYNGIUM CAMPESTRE.

Famille des Ombellifères.

Etym.: De ERUGEIN (éructer), parce qu'on attribuait à cette plante la propriété de faire rendre les gaz intestinaux. Du reste, le nom d'ERYGGION se trouve déjà dans Théophraste.

Syn. vulg.: Chardon-Rouland, Chardon-à-cent-Têtes, Barbe-de-Chèvre, Chardon-d'Ane, Querdonnet, Erlache, Fouasse-à-l'Ane, Panicaut, Pinceau, Poinchau, Relâche. De l'allemand, MANNSTREU (fidélité du mari).

Plante vivace, de 30 à 50 cent. de hauteur, ayant beaucoup de ressemblance avec un chardon. Tige dressée, robuste, pleine, sillonnée, glabre, d'un blanc verdâtre, très-rameuse dès la base, ce qui lui donne un aspect globuleux. Feuilles à nervures saillantes, d'un vert glauque ; les radicales pétiolées, trilobées, à lobes pinnatifides et épineux ; les caulinaires plus petites, moins incisées, amplexicaules. Fleurs en capitules subglobuleux, nombreux, disposés en corymbes terminaux. Involucre dépassant le capitule, à folioles linéaires-lancéolées entières, plus rarement incisées, munies aux bords de quelques épines et terminées en épine robuste. Corolle blanche à 5 pétales, 5 étamines. Fruit couvert d'écailles blanches scarieuses.

Le CHARDON-ROLAND est commun sur le bord des chemins, aux lieux pierreux, sur les côteaux arides, où il fleurit de juillet à septembre.

La racine est la partie employée en médecine ; elle est très-longue, perpendiculaire, blanche à l'intérieur, brune à l'extérieur. Sa saveur est agréable, légèrement aromatique amère. On en fait usage comme diurétique, dans l'hydropisie, la gravelle, l'ictère, et comme désobstruant dans certains engorgements des viscères abdominaux.

La récolte de cette racine se fait en tout temps pour l'employer fraîche, mais c'est au printemps ou à l'automne qu'on en fait la récolte lorsqu'on veut la sécher.

La dose est de 40 à 50 gr. par litre d'eau, en décoction. On l'associe quelquefois à l'Alkékenge dans les tisanes diurétiques et apéritives.

Pline nous fait connaître que la racine et les tiges de cette plante étaient admises sur la table des Grecs, crues ou cuites ; on les mangeait également en Allemagne et en France, dit *Hoefer*, et on les regardait comme propres à ranimer les forces de l'estomac. On mange encore dans quelques contrées, les jeunes pousses préparées comme les asperges.

La racine, confite au sucre, est assez agréable, et dans les maladies chroniques des viscères, les malades s'en trouvent bien ; mais on préfère, dans ce cas, l'espèce qui vient au bord de la mer, l'*Eryngium maritimum* (Panicaut maritime), qui se fait remarquer parmi les plantes qui croissent dans les sables maritimes, par sa belle couleur glauque, tirant sur le bleu.

Les *Eryngium*, du reste, sont nuisibles dans les pâturages, très-incommodes dans les promenades et respectés par les troupeaux. L'incinération de la plante entière donne, dit-on, beaucoup de potasse.

FIN DU TROISIÈME VOLUME.

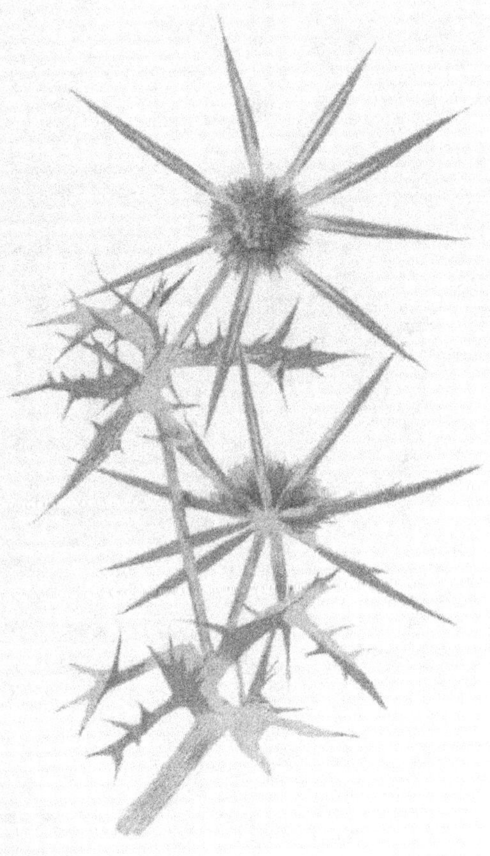

CHARDON ROLAND.

ERYNGIUM CAMPESTRE.

TABLE DES PLANTES

DONT IL EST QUESTION DANS LE TROISIÈME VOLUME.

Nota. — Les Noms vulgaires sont en minuscules.

FIN DE LA TABLE DU TROISIÈME VOLUME.

BEAUVAIS. — IMPRIMERIE DE D. PÈRE, RUE SAINT-JEAN.